Chi Nei Tsang II

Mantak Chia

Chi Nei Tsang II

Massagem dos Órgãos Internos com a Energia Chi

Expulsão dos Ventos

Tradução
EUCLIDES LUIZ CALLONI
CLEUSA MARGÔ WOSGRAU

Revisão técnica
ELY A. DE BRITTO

EDITORA CULTRIX
São Paulo

Título do original: *Chi Nei Tsang II: Internal Organs Chi Massage — Chasing the Winds.*

Publicado pela primeira vez em 2000 pela Universal Tao Publications.

Ilustrações: Udon Jandee.

O primeiro número à esquerda indica a edição, ou reedição, desta obra. A primeira dezena à direita indica o ano em que esta edição, ou reedição, foi publicada.

Edição	Ano
1-2-3-4-5-6-7-8-9	03-04-05-06-07

Direitos de tradução para a língua portuguesa
adquiridos com exclusividade pela
EDITORA PENSAMENTO-CULTRIX LTDA.
Rua Dr. Mário Vicente, 368 — 04270-000 — São Paulo, SP
Fone: 272-1399 — Fax: 272-4770
E-mail: pensamento@cultrix.com.br
http://www.pensamento-cultrix.com.br
que se reserva a propriedade literária desta tradução.

Impresso em nossas oficinas gráficas.

O AUTOR

Mestre Mantak Chia

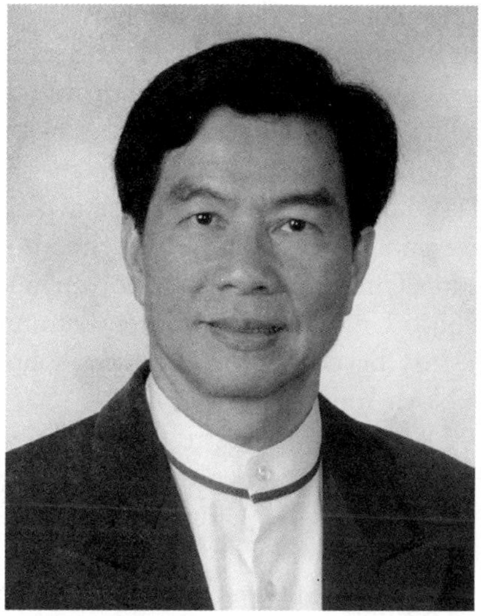

Mantak Chia

Mestre Mantak Chia é o criador do Sistema Tao Universal e diretor do Universal Tao Center e do Tao Garden Health Resort and Training Center, localizados na bela região interiorana do norte da Tailândia. Ele estuda a visão taoísta da vida desde a infância. O seu domínio desse antigo conhecimento, enriquecido pelo estudo de outras disciplinas, resultou no desenvolvimento do Sistema Tao Universal, atualmente ensinado em todo o mundo.

Mantak Chia nasceu na Tailândia em 1944, de pais chineses. Quando ele estava com seis anos de idade, monges budistas o ensinaram a sentar e "acalmar a mente". Ainda estudante, aprendeu boxe Thai tradicional. Passou então às mãos de Mestre Lu, que lhe ensinou Tai Chi Chuan e logo o apresentou ao Aikidô, à Ioga e aos níveis mais avançados de Tai Chi.

Alguns anos mais tarde, já estudante em Hong Kong com destaque em atletismo, um colega veterano de nome Cheng Sue-Sue apresentou-o ao seu primeiro instrutor esotérico e mestre taoísta, Yi Eng (I Yun). Com toda a dedicação, Mestre Chia começou então os seus estudos sobre o modo de vida taoísta. Ele aprendeu a fazer circular a energia pela Órbita Microcósmica e, praticando a Fusão dos Cinco Elementos, a abrir os outros Seis Canais Especiais. Devotando-se também ao estudo da Alquimia Interior, aprendeu a Iluminação de Kan e Li, a Vedação dos Cinco Sentidos, o Congresso do Céu e da Terra e a Reunião do Céu com o Homem. Foi Mestre Yi Eng quem autorizou Mestre Chia a ensinar e a curar.

Com a idade de vinte e poucos anos, Mantak Chia estudou com Mestre Meugi, em Cingapura, que lhe passou ensinamentos de kundalini, de ioga taoísta e da Palma de Buda. Em pouco tempo ele era capaz de eliminar bloqueios aos fluxos de energia no próprio corpo. Também aprendeu a passar a energia de força da vida através das mãos para curar os pacientes de Mestre Meugi. Em seguida, estudou Chi Nei Tsang com o Dr. Mui Yimwattana, na Tailândia.

Mais tarde, Mantak Chia estudou com Mestre Cheng Yao-Lun, que lhe ensinou o Método Shao-Lin do Poder Interior. Esse mesmo Mestre lhe transmitiu um exercício secreto muito bem guardado, relacionado com os órgãos, as glândulas e a medula óssea, conhecido como Nei Kung da Medula Óssea e o exercício chamado de Fortalecimento e Regeneração dos Tendões. O sistema de Mestre Cheng Yao-Lun combinava boxe tailandês e kung fu. Por essa época, Mestre Chia também estudou com Mestre Pan Yu, cujo sistema reunia ensinamentos taoístas, budistas e zen-budistas. Com Mestre Pan Yu ele aprendeu sobre o intercâmbio das energias yin e yang entre homens e mulheres, e também a desenvolver o Corpo de Aço. Para melhor compreender os mecanismos que regem a energia de cura, Mestre Chia estudou anatomia e medicina ocidental por dois anos. Nesse período, ele administrou a Empresa Gestetner, fabricante de equipamentos para escritório, quando se familiarizou com a tecnologia da impressão em *off-set* e das máquinas copiadoras.

Combinando o seu conhecimento do taoísmo com o de outras disciplinas, Mestre Chia começou a ensinar o Sistema Tao Universal. Também passou a treinar instrutores para divulgar esse conhecimento e fundou na Tailândia o Natural Healing Center. Cinco anos depois, resolveu mudar-se para Nova York onde, em 1979, inaugurou o Universal Tao Center. Durante a sua permanência nos Estados Unidos, Mestre Chia continuou os estudos sobre o sistema Wu de Tai Chi com Edward Yee, em Nova York.

Desde então, Mestre Chia vem ensinando a milhares de alunos em todo o mundo. Ele já treinou e diplomou mais de 1.200 instrutores e praticantes de muitos países. Centros Tao Universal e Institutos Chi Nei Tsang foram criados em muitas cidades na América do Norte, na Europa, na Ásia e na Austrália.

Em 1994, Mestre Chia voltou para a Tailândia, onde havia iniciado a construção do Jardim Tao, o Centro de Treinamento Tao Universal, em Chiang Mai.

Mestre Chia é um homem sensível, cordial e prestativo que se considera acima de tudo um professor. Ele apresenta o Sistema Tao Universal de maneira direta e prática, sempre procurando expandir os seus conhecimentos e aperfeiçoar os seus métodos didáticos. Ele se serve de um editor de textos para escrever e se sente muito à vontade com as tecnologias mais recentes da informática.

Mantak Chia já escreveu e publicou dezesseis livros sobre o Tao Universal: em 1983, *Awaken Healing Energy of the Tao*; em 1984, *Taoist Secrets of Love: Cultivating Male Sexual Energy*; em 1985, *Taoist Ways to Transform Stress into Vitality*; em 1986, *Chi Self-Massage: the Tao of Rejuvenation*, *Iron Shirt Chi Kung I* e *Healing Love Through the Tao: Cultivating Female Sexual Energy*; em 1989, *Bone Marrow Nei Kung*; em 1990, *Fusion of the Five Elements I* e *Chi Nei Tsang: Internal Organ Chi Massage*; e, em 1993, *Awaken Healing Light of the Tao*; em 1996, foi co-autor do *The Inner Structure of Tai Chi*, com Juan Li; também em 1996, foi co-autor de *The Multi-Orgasmic Man*, com Douglas Abrams Arava; em 1999, *Tao Yin*; em 2000, *Cosmic Healing I* e *Cosmic Healing II*; também em 2000, foi co-autor de *The Multi-Orgasmic Couple*, com Douglas Abrams Arava.

Mestre Chia estima que serão necessários trinta e cinco livros para transmitir todas as informações sobre o Sistema Tao Universal. Em junho de 1990, num jantar em São Francisco, o Congresso Internacional de Medicina Chinesa e Qi Gong (Chi Kung) agraciou Mestre Chia com o título de Mestre de Qi Gong do Ano. Ele é o primeiro a receber essa condecoração.

Agradecimentos

Nós, integrantes da equipe da Universal Tao Publications responsável pela preparação e produção de ***Chi Nei Tsang II: Massagem dos Órgãos Internos com a Energia Chi – Expulsão dos Ventos***, estendemos a nossa gratidão às muitas gerações de mestres taoístas que nos legaram a sua notável linhagem através da transmissão oral ininterrupta ao longo de milhares de anos. Agradecemos especialmente ao Mestre Taoísta I Yun (Yi Eng) a sua abertura ao expor as fórmulas da Alquimia Interior Taoísta.

Oferecemos a nossa eterna gratidão aos nossos pais e professores pelas inúmeras dádivas com que nos obsequiaram. A lembrança deles traz alegria e satisfação aos nossos contínuos esforços para apresentar o Sistema Tao Universal.

Primeiro Esboço da Versão Manuscrita (1992):
Transcrito e Editado por Claire Spector

Expressamos agradecimentos especiais a Claire Spector por reunir o conteúdo do primeiro esboço da versão manuscrita do CNT II.

Agradecemos a Marga Vianu e Annette Derksen a ajuda na preparação do CNT II; agradecemos também a Sarina Stone e Colin Campbell a edição e a revisão do primeiro esboço.

Agradecimentos especiais a Chong Mi Mueller pelas ótimas sugestões e à Dra. Angela Wu e Gilles Marin por suas contribuições no processo de transcrição da prática para a forma manuscrita. Muito agradecemos as perspicazes observações que mostraram a necessidade de inúmeros ajustes no manuscrito revisado.

Finalmente, queremos agradecer aos nossos instrutores autorizados, alunos e patrocinadores em todo o mundo as suas contínuas contribuições ao sistema e a preservação da vitalidade das práticas do Tao Universal.

Palavras de Advertência

As práticas descritas neste livro vêm sendo usadas com sucesso há centenas de anos por taoístas treinados através de ensino personalizado. **O leitor não deve iniciar a prática** sem treinamento individual ministrado pelo Tao Universal, uma vez que algumas dessas práticas, se feitas de modo inadequado, podem causar lesões ou resultar em problemas de saúde. A intenção deste livro é servir de suplemento para o treinamento individual realizado pelo Tao Universal e também de guia de referência para essas práticas. Quem se arriscar a aplicar os tratamentos baseado apenas nas informações aqui apresentadas estará fazendo isso por sua única e exclusiva responsabilidade.

As práticas aqui descritas NÃO substituem o atendimento prestado pelos profissionais da medicina. Se sofrer de algum problema de fundo mental ou emocional, o leitor deve consultar um especialista da área ou um terapeuta. Esses problemas devem ser resolvidos antes de iniciar o treinamento.

O Tao Universal, a sua equipe e os seus instrutores não podem ser responsabilizados pelas conseqüências de qualquer prática ou uso incorreto das informações contidas neste livro. Se o leitor realizar qualquer exercício sem seguir estritamente as instruções, observações e advertências, a ele unicamente caberá toda a responsabilidade.

Sumário

INTRODUÇÃO

Chi Nei Tsang é uma das formas mais profundas de massagem terapêutica encontradas na medicina clássica chinesa e na medicina tailandesa. Os praticantes de Chi Nei Tsang ajudam as pessoas sobre as quais trabalham a manter a saúde por meio da massagem nos tecidos e nos órgãos e da aplicação de técnicas de liberação dos ventos. Essencialmente, ela é uma forma facilitada de cuidado de si mesmo, pois a melhor maneira de praticá-la é ensinar as pessoas a manterem a saúde e a intensificarem a energia. O objetivo último é dar às pessoas condições de se libertarem física, mental, emocional e espiritualmente.

As energias negativas e doentes afetam o corpo físico. A maior parte das disciplinas da medicina chinesa e tailandesa envolve tratamentos que neutralizam o poder destrutivo dessas energias doentes e destrutivas. Com uma abordagem apropriada, pode-se evitar o impacto nocivo dessas forças imateriais e invisíveis e prevenir danos consideráveis. Outro aspecto importante dos procedimentos é ensinar os alunos a sentirem e liberarem os ventos por si mesmos por meio de exercícios de cura, de meditações e de técnicas de automassagem.

O assunto deste livro são as eficazes técnicas de Chi Nei Tsang para controlar os ventos. Esta prática avançada trata dos ventos no corpo, dos bloqueios que causam e dos modos de liberá-los. Dessa forma, podemos ajudar os alunos a lidarem com problemas crônicos e agudos nos tecidos internos, nos órgãos e nos sistemas de energia, levando-os a melhorar e a recuperar a saúde. **Os procedimentos aqui apresentados se baseiam nas informações contidas no primeiro livro de CNT, e supomos que você já tenha assimilado aquele material informativo. Este livro não substitui o treinamento com um instrutor de CNT qualificado.**

Quase todo o trabalho com o CNT é realizado na região abdominal. O umbigo é um ponto especialmente íntimo e importante. No momento da concepção, a primeira célula do corpo se forma no umbigo, e cada parte do corpo evolui numa espiral em torno dessa primeira célula. O umbigo está diretamente ligado a todas as partes do corpo, de modo que, trabalhando sobre ele, influenciamos o corpo todo.

Os órgãos internos que ocupam a região abdominal são protegidos por uma gaiola de ossos formada pela pélvis e pelas costelas. Emoções e vento se acumulam nessa região, e quando ela fica congestionada e cheia de gás, todas as funções naturais do corpo são prejudicadas.

O vento preso é pesado, cinzento e enfermo, como um quarto úmido sem ventilação. Aplicar Chi Nei Tsang é como abrir as janelas certas para possibilitar que o vento estagnado saia e para restabelecer um fluxo saudável de energia vital. Quando bem-feito, Chi Nei Tsang ajuda a energia a voltar a fluir livremente.

O tratamento sempre começa com os procedimentos incluídos no primeiro livro de CNT. Depois de desembaraçados os nós e os emaranhados do abdômen e desintoxicados os órgãos no decorrer de uma ou mais sessões, basta você trabalhar sobre o vento em si. Nesse estágio, os ventos são liberados por meio da aplicação sensível e hábil do cotovelo diretamente sobre os pontos reflexos na área do umbigo. Comece trabalhando sobre os pontos reflexos que afetam os órgãos. Em seguida, com o cotovelo e com os nós dos dedos, estimule determinados pontos essenciais que formam as passagens de saída para os ventos nos membros, nas costas e na cabeça, expulsando assim os ventos prejudiciais presos.

Compreendendo a origem dos ventos e os problemas que criam no corpo, seremos capazes de recuperar a saúde trabalhando lado a lado com o aluno. Para restabelecer o equilíbrio e a circulação de energia no corpo, explicaremos ao longo deste livro as técnicas para expulsar e liberar os ventos presos no corpo.

Advertência

Antes de iniciar uma sessão:

Pergunte ao aluno ou aluna se ele já passou por alguma cirurgia; se usa marca-passo; se utiliza DIU (dispositivo intra-uterino); se está grávida; se toma algum medicamento; se está sob cuidados médicos.

CAPÍTULO UM

OS VENTOS

Os antigos taoístas descobriram poderosas forças de energia internas e externas que afetam as pessoas de maneiras positivas ou negativas; deram a essas forças o nome de "ventos". O vento bom é expressão da energia que circula adequadamente, ou chi; ele é saudável e benéfico. O vento negativo, também conhecido como vento doente, é anormal e nocivo. O Ocidente só entende o conceito de vento como gás que agride o estômago ou que provoca azia, mas os ventos têm origens variadas e perturbam o corpo de diferentes modos.

A. Diferentes Tipos de Ventos

1. Ventos da Natureza

Na natureza, o vento é a expressão física da pressão atmosférica e da temperatura. O vento se movimenta das camadas de pressão alta para as de pressão baixa e as diferenças de temperatura no ar e na terra também produzem circulação do vento. Quando o vento circula, a energia se põe em movimento.

Alguns ventos da natureza podem influenciar nocivamente as pessoas. Ventos secos e quentes, como os de Santa Ana, na Califórnia, são conhecidos por provocar irritabilidade, desequilíbrio e agitação ou depressão. Na Suíça, quando o vento das montanhas desce para as cidades, as pessoas ficam com dor de cabeça e sofrem de oscilações de humor; também aumenta o número de acidentes rodoviários.

Muitas pessoas são sensíveis às variações da pressão atmosférica, especialmente em situações extremas como as que antecedem tempestades, quando ela é muito baixa, ou durante as estações de furacões e tornados. As queixas mais comuns nessas circunstâncias são de sensação de peso ou pressão na cabeça, dificuldades de concentração, sensação debilitante de letargia e de fadiga paralisante.

Variações extremas de temperatura ou condições de frio e umidade muitas vezes causam irritações na garganta ou corizas que podem descer para os pulmões. Ondas de calor também exercem um forte impacto sobre a saúde, especialmente no caso de pessoas fracas ou adoentadas.

2. Ventos da Criação

Como muitos povos antigos, os taoístas admitiam a existência das Energias Sagradas das Quatro Direções: Norte, Sul, Leste e Oeste. Artefatos arqueológicos de muitas culturas antigas, como as dos egípcios, dos índios das Américas do Norte e do Sul e dos siberianos, indicam que todos eles conheciam e trabalhavam com essas energias. Além dessas quatro, algumas culturas reconheciam uma quinta energia fundamental, a da própria Terra. Os sábios taoístas da antiguidade deram a essas energias o nome de "Ventos da Criação".

Os Ventos da Criação são forças essenciais para a criação da Matéria e da Forma e para a formação da vida. Eles fornecem as energias que formam os órgãos durante o processo de desenvolvimento do feto. Cada sistema de órgãos é construído por seu respectivo vento cósmico, e os sistemas de órgãos, por sua vez, constroem as demais partes do corpo.

Depois do nascimento, os mesmos ventos continuam alimentando cada um de nós diariamente. Os mestres taoístas mais avançados desenvolviam e praticavam a capacidade de alimentar-se diretamente da substância dos Ventos Sagrados que compõem a atmosfera da Terra. A teoria que suporta essa capacidade de funcionar "somente com a respiração" implica a utilização dos ventos que criam todas as coisas naturais na terra, inclusive as plantas e os alimentos, que tiram o sustento diretamente da fonte primordial que cria o próprio alimento.

Os órgãos vitais do corpo estão "conectados" à Terra, à Galáxia e ao Universo através do Sistema de Relações das Cinco Fases de Energia, em geral chamado de Cinco Elementos ou Cinco Grandes Forças. Uma longa análise dessas correspondências micro/macro encontra-se no primeiro livro de Chi Nei Tsang.

3. Elementais do Chi

Uma outra energia do vento é a formada pelo chi energizado ou pelos Elementais do Chi. Estes existem fora do corpo, mas podem afetar seriamente os seus sistemas. Cada pensamento da pessoa cria uma concentração desse chi energizado. Essa energia está na atmosfera espiritual que contém os vários tipos de energias invisíveis que nos envolvem e pode ser atraída por qualquer pessoa.

Se uma pessoa é positiva e amorosa, a energia produzida é boa para todos. As pessoas que precisam dessa energia podem "sugá-la" da atmosfera e utilizá-la para se sentir mais saudáveis e desenvolver-se espiritual e fisicamente. Os grandes curadores são capazes de absorver esses elementais feitos de chi amoroso não somente do seu ambiente espiritual imediato, mas de todo o universo. Quando curadores realizam milagres, parte do poder de cura que passam para a pessoa que estão tratando pode vir da energia de amor que você e milhões de outras pessoas geraram.

Um dos principais objetivos do Sorriso Interior Cósmico, dos Sons de Cura Cósmicos e das meditações de Fusão é ajudar a desenvolver pessoas mais saudáveis e espiritualmente avançadas, capazes de transformar energia emocional em energia saudável refinada e em Elementais do chi positivos. A energia do amor, da alegria interior, da bondade, da ternura, da suavidade, da paciência e do equilíbrio pode preparar o ambiente e oferecer uma força energética positiva suficiente para estimular a beleza e a bondade humanas. A ação individual pode reabastecer o reservatório de energia positiva que está à disposição de todos.

Os Elementais do chi que nascem da energia emocional negativa também ficam armazenados na atmosfera espiritual e podem prejudicar as pessoas e quebrar a harmonia numa comunidade. Do mesmo modo que os Elementais do chi positivos, os Elementais do chi negativos podem ser atraídos por qualquer pessoa. Essas energias negativas não podem prejudicá-lo se a sua energia emocional positiva for elevada, mas quando você está cheio de medo, raiva, tristeza e outras emoções negativas, é mais fácil atrair as energias negativas que sobejam na atmosfera da Terra. **Semelhante atrai semelhante.** Esses elementais podem ser nocivos aos seus órgãos internos e abalar o seu equilíbrio emocional.

As pessoas que trabalham com magia negra e procuram prejudicar os outros ou obter vantagens pessoais aprenderam a sorver essas energias negativas do seu ambiente imediato ou de outras fontes do universo. Elas usam a energia para impulsionar e realizar os esquemas negativos que têm em mente.

Na maioria das culturas antigas, todos ou pelo menos alguns membros do grupo eram capazes de trabalhar nos vários planos de energia e nos mundos interiores da Terra, e podiam recolher e transformar elementais do chi negativos que flutuavam livremente antes que pudessem causar dano. Essas pessoas estavam repletas de energia positiva vibrante e tinham a capacidade de entrar em contato com outras realidades e planos espirituais. À noite, elas deitavam o corpo físico para dormir e viajavam em seus corpos espirituais para capturar energias negativas e transformá-las ou aterrá-las antes que alguém pudesse atraí-las. Elas contribuíam admiravelmente para a harmonia das suas comunidades.

4. Ventos Gerados Internamente

Num corpo saudável e bem equilibrado, os órgãos apresentam diferenças de temperatura e de níveis de umidade. Essas diferenças servem para manter a homeostase e para criar uma circulação saudável de energia no corpo. Entretanto, quando elementos do sistema não funcionam adequadamente, o corpo todo tem seu equilíbrio alterado.

Alimentação errada, postura incorreta, mágoas, emoções negativas e *stress* bloqueiam os canais de energia do corpo, causando problemas e gerando ventos internos doentes. O que deveria ser energia fluindo livremente se transforma em material retido e estagnado que afeta todas as funções do corpo. Isso muitas vezes se manifesta como dores de cabeça, enxaquecas, dor, azia, etc.

a. Ventos Gerados pela Alimentação

O alimento que ingerimos é muito importante. Para que o corpo trabalhe adequadamente, é importante fornecer-lhe o tipo correto de combustível. Muitos alimentos e certas combinações de alimentos são difíceis de digerir e representam muito trabalho árduo para o corpo. Na visão taoísta, quando o corpo tem dificuldade para digerir o alimento, o vento se acumula na cavidade abdominal e fica estagnado e doente. No Ocidente, isso é conhecido como gás. Como há muitos órgãos vitais localizados na região abdominal, a congestão do vento transtorna as funções naturais do corpo, causando dor e azia.

Alguns fatores que promovem a criação de ventos internos enfermiços são as combinações inadequadas de alimentos, a ingestão de alimentos muito frios ou que produzem acidez, comer muito rapidamente, não mastigar de maneira correta, e um estilo de vida sedentário. O elevado número de pessoas que sofrem com o impacto negativo do vento enfermiço na vida cotidiana pode ser observado nas estatísticas que mostram que os medicamentos mais vendidos são as preparações antiflatulência e os antiácidos.

As pessoas em geral são muito descuidadas com o que comem e com o modo de comer. Tomando consciência dos seus hábitos alimentares, você poderá ajudar o seu corpo a trabalhar melhor para se manter saudável ou para se curar. Seguem algumas orientações que o ajudarão a manter uma dieta saudável e equilibrada.

(1) Hábitos Alimentares

É muito importante não ter pressa e mastigar o alimento corretamente. Quando mastigamos, o alimento se mistura com a saliva, ocorrendo a pré-digestão. Além disso, quando comemos lentamente, damos a nós mesmos a oportunidade de degustar o alimento e o estômago tem tempo de enviar ao cérebro a mensagem de que estamos satisfeitos. O estômago deve ficar 1/3 ou 1/4 vazio, espaço necessário para que o processo digestivo aconteça. Se ficar muito cheio, ele não trabalhará adequadamente. Para manter uma saúde ótima, também é importante não comer em horas adiantadas da noite.

O corpo precisa de ervas ou de outros sabores gostosos que o deixem contente. A satisfação dos sentidos é importante porque alimentos insípidos deixam o corpo e a mente irrequietos. Refeições quentes, equilibradas, variadas e preparadas para agradar dão prazer e são saudáveis. Uma dieta com 70% de carboidratos, 15% de gorduras de boa qualidade, como ácidos graxos essenciais provenientes de peixes de águas marinhas frias e profundas, óleo orgânico de enótera prensada a frio, óleo de linhaça, óleo de groselha ou de borragem, e

15% de proteínas de qualidade e baixo teor de gordura, ajuda a estimular o corpo a trabalhar adequadamente.

Também é muito importante beber de 2 a 4 copos de água pela manhã. Como o estômago está vazio, tomar água nesse período ajuda a limpar o sistema do ácido úrico e a pôr em movimento o intestino grosso. Ingerir bastante água durante o dia ajuda o corpo a eliminar toxinas, lubrifica os órgãos e mantém uma temperatura do corpo adequada. Entretanto, o excesso de água, vinho ou cerveja durante as refeições dilui as enzimas digestivas que promovem uma boa digestão. O ideal é beber um pequeno copo de líquido durante a refeição, que não seja muito quente nem muito frio.

Caminhar depois das refeições facilita o movimento do sistema digestivo. Massagear a região abdominal e fazer o baço soar (ver Apêndice II) também favorece a produção de enzimas digestivas e aumenta a circulação saudável dos ventos para a digestão.

(2) Alimentação Correta

Os tecidos do corpo são muito sensíveis à acumulação de pesticidas e fertilizantes químicos tóxicos. Nos Estados Unidos, 200 milhões de toneladas de pesticidas são usados em culturas domésticas todos os anos. Como as pragas se tornam resistentes, as empresas fabricam produtos cada vez mais fortes.

O ideal é ingerir alimentos de boa qualidade, orgânicos, livres de pesticidas e de fertilizantes artificiais. Talvez você precise pagar um pouco mais, mas terá um alimento mais saboroso e nutritivo. Além disso, produtores orgânicos certificados tendem a ser mais conscientes e põem mais amor nos produtos que cultivam. Suas boas intenções são recompensadas pela qualidade e pela energia que podemos sentir quando comemos alimentos produzidos com carinho. Para se obter o máximo de energia e de nutrientes de frutas e vegetais, eles devem ser consumidos logo depois de colhidos.

Se você não consegue alimento orgânico, é prudente mergulhar as frutas e os vegetais em peróxido de hidrogênio ou Aeróbico 7, antes de comê-los, para eliminar resíduos químicos e micróbios.

Se você come carne, o ideal é ingeri-la dentro de poucas horas após a morte do animal. Em geral isso é difícil, especialmente nas cidades grandes onde a carne pode esperar até três dias pela inspeção e às vezes até duas semanas para ser embarcada. Recomendam-se as carnes de "animais de pasto" porque não receberam injeções de hormônios ou de antibióticos.

Alguns alimentos são particularmente bons para o sistema imunológico, como o alho e a cebola. Eles também ajudam a desintoxicar o corpo, como o fazem a vitamina A e o betacaroteno (encontrado na maioria das frutas e das verduras). Sempre que possível, as vitaminas devem ser obtidas em quantidade suficiente diretamente de uma dieta equilibrada. Entretanto, se forem necessários suplementos vitamínicos, deve-se cuidar para não causar *stress* ao fígado ingerindo em excesso vitaminas solúveis em gordura. O uso abusivo de suplementos de cálcio pode "lavar" o cálcio dos ossos.

Açúcar, chocolate e alimentos refinados fazem com que o corpo esquente e esfrie muito rapidamente e que os vasos sanguíneos se contraiam, forçando a circulação do sangue e causando dor, rigidez e irritação. O açúcar também inibe o sistema imunológico durante 4, 5 horas. Esses alimentos só devem ser ingeridos de vez em quando, como parte de uma dieta balanceada.

(3) *Fermentação*

A decomposição do alimento produz gás naturalmente pelo processo de fermentação. No entanto, a fermentação excessiva do alimento difícil de digerir e das combinações de alimento inadequadas (isto é, frutas combinadas com vegetais, grãos, amidos ou carnes) cria um acúmulo exagerado de gás no estômago e no trato digestivo. Devido ao excesso de gás, os intestinos grosso e delgado ficam estufados, provocando uma sensação de indigestão, pressão e rigidez no abdômen, e muitas vezes sensibilidade ao toque. Remédios químicos também podem causar indigestão e intumescência. Comer peras ou maçãs cozidas no vapor é uma maneira natural de eliminar o gás.

Funções intestinais deficientes provocam estagnação de alimento e de energia e acúmulo de gás. Um pessoa com constipação freqüentemente se sente pesada, inquieta e indisposta. Uma dieta rica em fibras ajuda a manter o funcionamento dos intestinos. Vegetais frescos de boa qualidade e frutas maduras da estação, ingeridos sem acompanhamento, podem melhorar muito a função dos intestinos e a saúde. Mamão maduro (rico em papaína, um enzima digestiva muito eficaz) também pode ajudar no processo digestivo.

(4) *Acidez e Alcalinidade*

É especialmente importante manter equilibrado o pH do corpo. Os rins filtram o ácido do sangue, ajudados pelo fígado, pelos intestinos e pela pele, que serve como veículo para a eliminação do ácido através da transpiração. Acidez excessiva perturba todo o sistema digestivo, pois os rins ficam sobrecarregados e forma-se muco demasiado no trato digestivo, o que provoca congestão e cria um ambiente ideal para bactérias e vírus. As juntas, as cartilagens e os tecidos conjuntivos também ficam afetados porque o ácido se deposita neles.

O *stress* e a ingestão de muitos alimentos que produzem ácido provocam a acidez do sangue. Você pode ajudar o corpo a manter o equilíbrio correto ingerindo alimento adequado. O ideal é uma relação de 70-80% de alimentos de composição alcalina.

Os seguintes alimentos tornam o sangue ácido: frutas ácidas, como uva do monte, morango, abacaxi; pão e a maioria dos grãos (cevada, trigo, aveia e centeio); nozes (exceto as amêndoas) e os óleos extraídos de nozes; sementes (gergelim, abóbora e girassol); lentilhas, feijão comum, cogumelos; todos os tipos de carne, ovos, laticínios (queijo, leite, iogurte, manteiga e nata); bebidas gaseificadas; chocolate, café e chá, e todos os tipos de açúcares e xaropes.

Estes alimentos tornam o sangue alcalino: a maioria das frutas, incluindo as cítricas (embora sejam ácidas, seu efeito no corpo é torná-lo mais alcalino), painço, trigo sarraceno, milho, brotos de grãos e de sementes, soja, leite desnatado, mel, óleos (oliva, soja, gergelim, girassol, milho e semente de algodão), margarina e a maioria dos vegetais.

b. Ventos Gerados pelas Emoções

As emoções são um componente importante da experiência humana. Do ponto de vista taoísta, a energia emocional pode servir como indicador da saúde dos órgãos e como fonte de orientação de grande valor com relação ao bem-estar pessoal.

As emoções repercutem diretamente sobre o corpo. A raiva desenfreada produz no corpo um vento quente, de expansão, e o medo gera um vento interno frio, de contração. A inveja e a frustração dão origem a um vento azedo.

As mudanças emocionais causam alterações químicas. Pesquisas realizadas na Universidade da Califórnia, em Los Angeles, mostram que o corpo libera determinados hormônios quando as pessoas estão perturbadas emocionalmente. Os pesquisadores suspeitam que esses hormônios são produzidos no fígado e nos rins, conhecidos por liberarem hormônios nos músculos (por exemplo, quando um animal morre tomado de medo, os músculos revelam a presença de hormônios supra-renais). O cinema normalmente cria nos espectadores a experiência de um amplo espectro de emoções, como medo, felicidade, raiva, amor, etc. Essencialmente, são todas descargas emocionais.

Em geral aprendemos a nos proteger de sentimentos desagradáveis ou muito intensos, ignorando-os ou bloqueando-os, especialmente restringindo a respiração, armazenando inconscientemente as emoções no corpo. Se essas forças não forem percebidas e atendidas, alojando-se assim no corpo, elas provocarão desconforto, desequilíbrios, disfunções e mesmo dores e doenças debilitantes. Quando presa no corpo, a energia emocional contribui para o surgimento de úlceras, ataques cardíacos, dores no peito, asma, etc. Existem provas decisivas de que emoções reprimidas são causa de muitas doenças.

O corpo manifesta as emoções reprimidas apresentando sintomas que podem nos orientar a digerir e processar toda essa energia emocional presa, para que ela se transforme numa energia que flua livremente e fique à nossa disposição à medida que passamos da ignorância para a compreensão. Quanto menos você sente, menos você tem. Análise e entendimento, somente, não são suficientes para liberar as emoções. O Chi Nei Tsang libera essas energias ao atuar sobre as vísceras, sobre as estruturas internas e externas dos órgãos e sobre os ventos e a respiração. À medida que respiramos para os órgãos, soltamos os ventos e as emoções que estão presos internamente.

De modo geral, somos condicionados pela sociedade a reprimir as nossas emoções, mas quando somos provocados ou quando a carga se torna excessiva, e não conseguimos mais manter o controle sobre essas emoções reprimidas, explodimos e as descarregamos nos outros. Esse tipo de descarga de lixo emocional é generalizado em nossa sociedade. Prestando atenção e desenvolvendo a capacidade da auto-observação nas coisas simples de cada dia, podemos reciclar conscientemente a energia das emoções para gerar energia positiva útil em abundância. Os Seis Sons de Cura do Tao Universal, o Sorriso Interior e as meditações de Fusão são meios excelentes para chegar a isso.

B. Ventos Doentes Afetam os Órgãos do Corpo

Cada órgão do corpo tem um vento intrínseco que flui e circula de maneira saudável sustentando a manutenção da vitalidade. Se as energias da pessoa estão equilibradas, dificilmente se constatam problemas de vento. Entretanto, se existem bloqueios nas rotas da energia interna, os ventos se tornam forças traiçoeiras que desequilibram o corpo ainda mais.

Acessos externos de calor, frio, calafrios ou vento doente afetam a saúde humana e podem ser causados por fatores ambientais, como variações climáticas extremas, mudanças nas estações, substâncias tóxicas no meio ambiente, etc. O vento doente pode penetrar num corpo desequilibrado pelo umbigo, pela parte posterior da cabeça, pelos antebraços e pela porção inferior das pernas, ou podem surgir dentro do corpo. Os ventos doentes ficam presos no corpo, inibindo ainda mais o fluxo da energia. Se essa congestão não for adequadamente tratada, ela provocará degeneração e danos aos órgãos, aos nervos e aos sistemas circulatório, linfático e imunológico. A estabilidade emocional também fica comprometida.

Os diferentes ventos externos também têm influência direta sobre o corpo. Milhares de anos atrás, o Imperador Amarelo, fundador tradicional da medicina chinesa, escreveu sobre os efeitos nocivos que os ventos sazonais, macrocósmicos, têm sobre um corpo que não está preparado para recebê-los. Ele escreveu,

> "O vento leste surge na primavera; a sua doença se localiza no fígado e surgem distúrbios na garganta e no pescoço. O vento sul surge no verão; a sua doença se localiza no coração e há distúrbios no peito e nas costelas. O vento oeste surge no outono; a sua doença se localiza nos pulmões e os distúrbios surgem nos ombros e nas costas. O vento norte surge no inverno; a sua doença se localiza nos rins e os distúrbios surgem na região lombar e nas coxas. No cen-

tro está a terra; a sua doença se localiza no baço e os distúrbios surgem na espinha."[1]

Além das intensas rajadas dos ventos sazonais, que mudam a cada três meses, o estado dos ventos internos microcósmicos do corpo muda a cada duas horas. Esses ventos alternam períodos de crescimento com períodos de declínio num ciclo recorrente de 24 horas. Antes de aplicar as agulhas, os acupunturistas devem conhecer o estado da energia dos ventos internos do cliente, porque os resultados curativos da acupuntura dependem da possibilidade de ajustar esses ventos. Se o vento for muito frio ou muito quente, muito fraco ou muito forte, os acupunturistas usam as agulhas para reajustar e equilibrar o vento errante. Eles podem drenar o vento excessivo do corpo ou, em caso de vento deficiente, podem usar as agulhas como faróis para atrair um dos ventos microcósmicos necessários.

De uma perspectiva taoísta, ataques de vento podem causar artrite, ataque cardíaco, dor migratória crônica intensa, terebrante e imprevisível, asma, enxaqueca, derrames, paralisia e lesões nervosas. Se não forem tratadas e eliminadas, as condições extremas de vento subjacentes a essas enfermidades e achaques podem fazer mal e causar danos sérios ou permanentes.

C. Aplicação do CNT para Sanar Problemas Criados pelos Ventos

Como já dissemos, quando ventos ficam presos no corpo, eles se tornam nocivos ou doentes, impedindo que a energia circule livremente através dos canais e meridianos principais. Isso se manifesta como emaranhados, bloqueios e órgãos doentes. Um praticante de CNT precisa saber expulsar ventos doentes do corpo antes que possam causar qualquer problema. O movimento do vento é uma ciência natural que pode ser aprendida.

Todos nos sentimos desconfortáveis num dia sem vento; essa mesma sensação de estagnação é que invade um corpo tomado por um vento doente. As condições úmidas, estagnadas e malcheirosas encontradas num porão molhado e mofado causam a proliferação do bolor e das bactérias que provocam doenças alérgicas e respiratórias, comprometem o sistema imunológico e podem resultar em depressão e enfermidades. Sem dúvida, a eliminação de condições assim exige que se abram portas para criar o fluxo de ar necessário para purificar e secar o espaço. Igualmente, a energia presa precisa ser eliminada do corpo para que a força vital possa fluir livremente para dentro da pessoa. Como os ventos

---

1. Veith, Ilza, *The Yellow Emperor's Classic of Internal Medicine*. (University of California Press, 1949), p. 110.

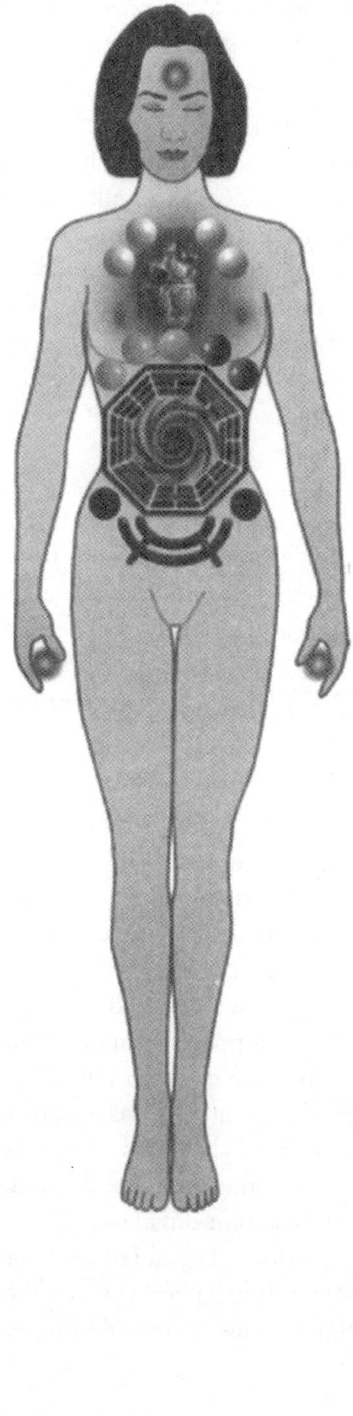

doentes são compostos de chi, quando são expelidos do corpo eles se transformam novamente em chi saudável.

Para desenvolver as habilidades de um praticante de Chi Nei Tsang, você precisa saber trabalhar com os ventos para liberá-los. Em geral, a massagem ameniza temporariamente os problemas criados pelo vento, mas os ventos fogem e se escondem em diferentes lugares, apenas para voltar tão logo a área deixe de receber atenção. Às vezes, a pessoa realmente sente a dor deslocar-se de um lugar para outro. Para que o alívio seja duradouro, os ventos precisam ser libertados.

À medida que o vento sai, os sintomas ou manifestações da sua presença começam a desaparecer. Os ventos levam a toxidez para fora do corpo; eles saem como flatulência, arrotos, bocejos ou estalos nas juntas. Erupções cutâneas (isto é, nas dobras dos cotovelos, em volta do pescoço e na parte de trás dos joelhos) são sinais de ventos saindo do corpo, mas encontrando dificuldade para sair. Nesse caso, é necessário mais trabalho de desintoxicação.

As emoções são uma parte importante da eliminação do vento. A única maneira de liberar as emoções é dar a si mesmo permissão para senti-las e possuí-las, e então soltá-las de modo saudável. Chi Nei Tsang trabalha simultaneamente com o corpo, com o campo energético e com a psique. O trabalho sobre o corpo impede que a mente esconda e mascare as emoções reprimidas. Ampliar a consciência e permitir-se vivenciar tudo o que venha à tona são condições que lhe possibilitam entrar em contato com você mesmo.

CAPÍTULO DOIS

PREPARAÇÃO

A. Cuidados do Praticante Consigo Mesmo

O cuidado consigo é um aspecto essencial da prática do Chi Nei Tsang, e por isso muito enfatizado pelo Tao Universal. Múltiplos são os fatores que podem levar ao esgotamento e à doença.

Ao fazer trabalho de cura, você corre o risco de captar a energia doente da pessoa sobre quem você trabalha. Os ossos são feitos de uma estrutura cristalina que facilita a aderência dessa energia a eles. Os exercícios da respiração óssea e do envolvimento ósseo, ensinados em Nei Kung da Medula Óssea, ajudam a manter um alto nível de energia nos ossos e impedem que a energia doente do aluno penetre em você além da pele. O exercício Chi Kung Fu dos Cinco Dedos e especialmente as técnicas para engolir o ar e a saliva também são importantes para mantê-lo forte e saudável. É recomendável treinar para que, no caso de absorver energia enfermiça do aluno, você possa enviá-la imediatamente dos seus ossos e órgãos para a terra. Como praticante, faça de tudo para impedir que a energia doentia do seu aluno penetre em seu corpo e se aloje em algum dos órgãos.

Uma seção detalhada sobre treinamento, proteção e cuidados consigo encontra-se no primeiro livro de CNT. Ela inclui a Meditação das Mãos de Cura, a Órbita Microcósmica, o Sorriso Interior, os Seis Sons de Cura e as Práticas de Fusão, para prevenir a depleção de energia e ter condições de dar, receber e transformar a energia. Muitas práticas do Tao Universal podem ser um excelente complemento para o seu trabalho com o CNT. Por exemplo, a prática do Chi Kung da Camisa de Ferro e do Tai Chi podem ajudá-lo a relaxar e a trabalhar com todo o corpo como uma unidade de maneira harmoniosa. A Cura Cósmica também inibe muito eficazmente a absorção do chi negativo, pois ela usa energias externas para curar, e não a sua própria energia.

B. Preparação do Aluno para a Sessão

Antes de trabalhar com uma pessoa, faça com ela uma entrevista com o objetivo de verificar que nível de cuidado é necessário para chegar a bons resultados. É importante que os alunos assumam a responsabilidade de ajudar a si mesmos; por isso, eles precisam preparar o corpo antes que você comece a trabalhar sobre eles e devem continuar cuidando-se ao longo de todo o tratamento.

Se as pessoas não estão dispostas a cuidar de si mesmas, todo o esforço e consumo de energia restarão para você, que os estará lançando num buraco sem fundo. Se esse for o caso, seja muito franco, amável e honesto e diga-lhes que você não pode trabalhar com elas se elas mesmas não se dispõem a trabalhar sobre si mesmas.

Antes da sessão, é importante que os alunos **desintoxiquem e limpem o cólon**. Você pode entregar-lhes ou enviar-lhes uma folha impressa explicando como fazer isso. Eles devem também tomar consciência dos seus padrões respiratórios e concentrar-se adequadamente na respiração. O que segue é uma visão geral do que os alunos precisam antes da sessão.

1. Desintoxicação

É impossível os órgãos funcionarem adequadamente quando o corpo está cheio de toxinas. Com a eliminação de toxinas e da tensão, haverá mais energia fluindo livremente para equilibrar e curar os órgãos.

Para preparar o corpo para o tratamento, dois ou três dias antes da sessão os alunos devem beber muita água e seguir uma dieta especial, comendo apenas o seguinte:

1. Arroz integral (para eliminar venenos do sangue).
2. Congee (sopa de arroz rala) feita com seis partes de água filtrada para uma parte de arroz orgânico.
3. Sopa de verduras. Pode ser condimentada com uma porção de galinha orgânica, mas a galinha não deve ser consumida.
4. Suco de vegetais e folhas verdes (por exemplo, espinafre), naturalmente ricos em clorofila.
5. Suco de frutas e de vegetais frescos.

2. Limpeza do Cólon

Quando o cólon está entupido, o corpo fica mais ácido e reabsorve as toxinas que deveriam ser eliminadas. Depois de um dia de estagnação, o intestino grosso devolve as toxinas, que então se depositam, causando desconforto e dor.

Para que um tratamento com CNT dê bons resultados, o cólon precisa estar limpo, pois do contrário você apenas massageia fezes velhas nos intestinos grosso e delgado. Algumas pessoas podem levar um peso considerável de material fecal entalado e muitas bactérias prejudiciais no cólon. Muita energia doente pode se acumular em matéria fecal velha e putrefata. Meu professor jamais faria Chi Nei Tsang em alguém que estivesse com o cólon sujo.

Os depurativos podem ser muito úteis para expelir muco envelhecido, gases e fezes obstruídas, e também ajudam a restabelecer a ação peristáltica correta dos intestinos. Parasitas podem ser eliminados com irrigação depurativa e com o uso de dentes de alho orgânico fresco, cru e filtrado em água (o alho cozido, mesmo levemente, perde as suas propriedades desintoxicantes e antiparasíticas).

Para ajudar na limpeza depurativa, é bom massagear o cólon sigmóide, no quadrante inferior esquerdo, o cólon descendente, as duas alças superiores nos cantos que ficam debaixo do baço e do fígado, o cólon transverso e finalmente o cólon ascendente e a válvula ileocecal. (Para uma explicação mais detalhada, consulte o primeiro livro de CNT.)

Para soltar e facilitar o movimento dos resíduos ao longo dos intestinos durante um tratamento depurativo, é bom tomar uma colher de chá de cascas de semente de psílio e uma colher das de sopa de bentonita misturadas num copo com água à temperatura ambiente, e em seguida beber outro copo de água.

É recomendável limpar o cólon duas ou três vezes por ano e após períodos de viagem ou de exagero alimentar. Além de terapeutas de cólon competentes e bem treinados, hoje o mercado oferece unidades depurativas domiciliares com pranchas inclinadas. O Tao Garden, nosso centro de treinamento em Chiang Mai, na Tailândia, onde há abundância de ar fresco, água filtrada e luz do sol, oferece um programa especial de purificação de uma semana.

3. Importância da Respiração Correta

Como respiramos, assim sentimos. A respiração reflete o modo como ficamos de pé, como nos movimentamos e como nos percebemos no mundo. A maioria das pessoas tem o hábito de não respirar profundamente, inalando e exalando apenas parcialmente, em especial durante os períodos de *stress*.

Bloqueando a respiração, obstruímos o acesso aos sentimentos. Protegemo-nos para não experimentar determinados sentimentos, que então se transformam em energia presa nos órgãos, gerando desequilíbrios e problemas de vento. A doença é a forma que o corpo encontrou de atrair nossa atenção para os órgãos bloqueados e negligenciados. Quando respiramos para eles, liberamos os ventos e as emoções presas.

Respirar adequadamente significa usar o diafragma. Relaxe o tórax e inspire profundamente, puxando o ar para o abdômen, sentindo-o expandir-se em

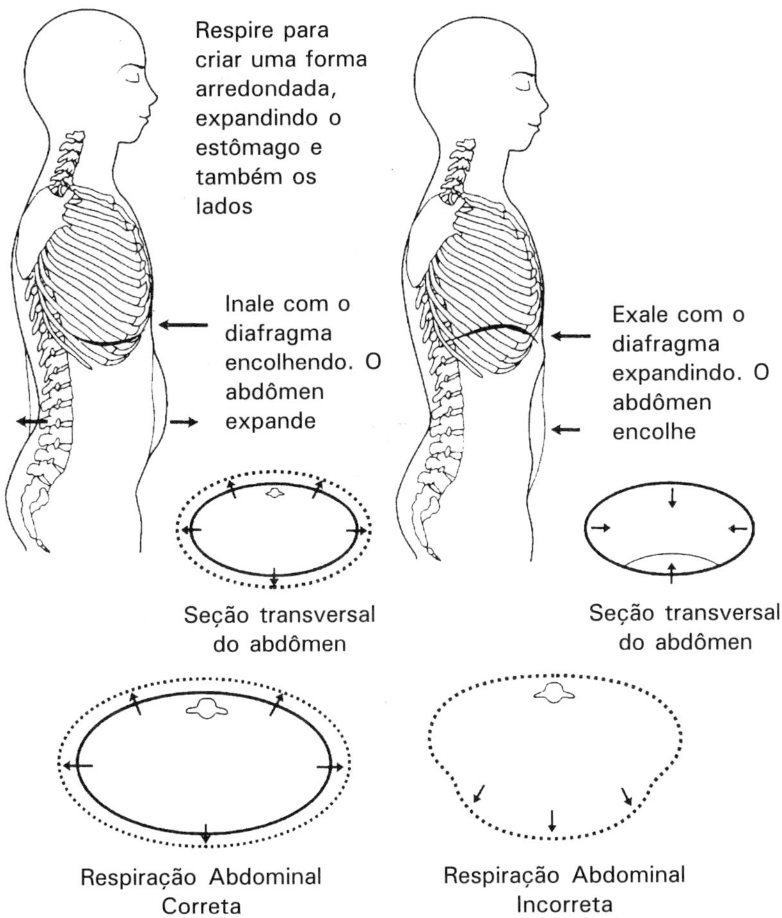

Figura 2.1 Respiração Abdominal.

todas as direções (para a frente, para trás e para os lados) e expulse o ar elevando o abdômen, encolhendo-o em todos os lados e exalando pelo nariz. (**Figura 2.1**) Em casos de hérnia, asma, ataque cardíaco e derrames, uma respiração adequada elimina o vento.

Os exercícios Tao Yin da série Tao Universal (atualmente disponíveis em livro e vídeo) são muito úteis para ensinar o aluno a respirar profundamente no baixo-ventre e a sentir aos poucos o ar expandindo-se para cima, enchendo inteiramente os pulmões à medida que o diafragma desce.

a. Riso Abdominal Profundo

O riso é a melhor forma de trabalho respiratório. Rir pelo abdômen 4-5 vezes por dia estimula os intestinos a expelirem os resíduos e promove a circulação do sangue e da linfa, eliminando a estagnação da energia. Do mesmo modo, à medida que passamos do sistema simpático para o parassimpático com o riso, o sangue se torna mais alcalino.

Rir estimula um conjunto de substâncias químicas cerebrais curativas e promove sentimentos de alegria e de satisfação consigo mesmo. A abordagem do Dr. Bernie Siegel relacionada com a autocura por meio do riso mostra que muitas pessoas se recuperam de doenças recorrendo a essa terapia.

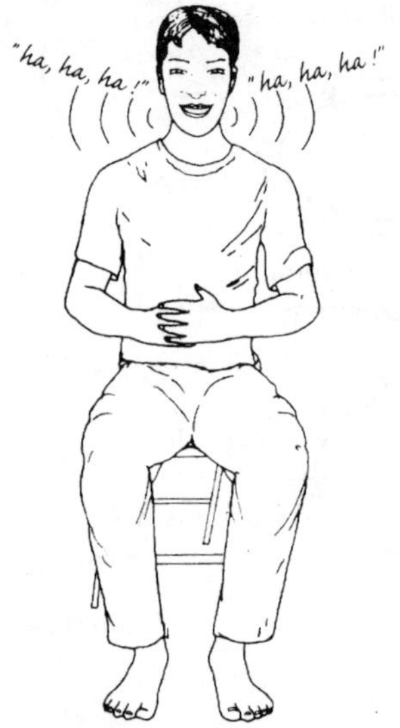

CAPÍTULO TRÊS

TÉCNICA

A. Precauções

Os alunos com marca-passo devem consultar um cardiologista antes da prática do CNT. O Sorriso Interior, os Seis Sons de Cura e a Órbita Microcósmica são excelentes para reduzir o *stress*, por isso são sempre recomendados.

Se uma aluna usa DIU (dispositivo intra-uterino) para prevenir a gravidez, tenha cuidado e evite massagear a região do útero. No caso de mulheres grávidas, evite o útero, mas massageie o abdômen e os intestinos, criando assim um espaço adequado para o bebê. Às vezes, quando o bebê chuta o útero, isso significa que ele está se sentindo desconfortável e comprimido porque o abdômen da mãe está inchado ou cheio de gás. Técnicas especiais para trabalhar sobre mulheres grávidas aparecerão num próximo livro.

B. Trabalho com o Aluno: Aspectos Fundamentais

Quando você trabalha com um aluno, é importante criar uma atmosfera de confiança e receptividade. Se você for insensível com palavras ou movimentos (por exemplo, se você se movimenta com pressa ou com muita força), o aluno não conseguirá relaxar nem soltar as emoções presas e os bloqueios. Se um aluno sente que você é confiável e que está ali para ajudá-lo a aprender, ele terá mais facilidade para se sentir seguro e se abrir. Tenha paciência durante todo o processo. Seja sensível e respeite os sentimentos e o espaço do aluno.

Este trabalho exige uma profunda ligação com você mesmo e com o aluno para poder perceber onde o aluno está e pelo que vai passar. A seguir, alguns pontos importantes e necessários para chegar a esse estado:

1. Permaneça em seu centro, e a partir desse ponto acompanhe o aluno ao longo de todo o processo. Tenha sempre presente suas boas intenções e trabalhe com respeito e amor.
2. Sinta-se firmemente enraizado na terra e conecte-se com a energia do céu e da terra, em vez de usar sua própria energia, que logo se esgotaria.

3. Quanto mais relaxado, mais profundamente você entrará em contato com o aluno. Ele perceberá facilmente qualquer tensão, nervosismo ou pressa de sua parte.
4. Sincronize a sua respiração com a do aluno. Assim você perceberá qualquer mudança (isto é, respiração superficial, ofegante ou tomadas de ar súbitas). Essas alterações no padrão respiratório podem ser causadas por uma pressão excessiva ou repentina que você talvez aplique à medida que trabalha sobre o corpo do aluno. Também podem ser causadas pelo medo ou relutância do aluno em permitir que você toque em algo armazenado na região específica sobre a qual você está trabalhando. Estando em sintonia com a pessoa, você pode estimulá-la a continuar respirando profundamente, dando-lhe assim condições de entrar em contato com bloqueios e tensões emocionais e de liberá-los.
5. Peça ao aluno que lhe diga o que está sentindo, e fique atento às percepções e sensações dele. O que quer que ele diga é uma fonte de informações importante como peça do quebra-cabeça geral.
6. Observe sempre o rosto da pessoa sobre quem você trabalha. Às vezes o aluno pode não conseguir expressar verbalmente o que está acontecendo; as expressões faciais também transmitem informações.
7. Há uma grande possibilidade de que os alunos entrem em contato com feridas emocionais profundas que não haviam sentido ou liberado antes. Como praticante, você tem a responsabilidade de estar à disposição deles. Respeite e auxilie o processo deles. Às vezes as reações do aluno podem desencadear um sentimento ou uma reação em você. Observe isso e deixe passar, ou ponha a situação de lado para poder lidar com ela depois da sessão. Cuide para que ela não passe para o aluno.
8. Alguns pontos tratados com CNT são muito delicados e íntimos. Peça permissão ao aluno e trabalhe com muito respeito e tranqüilidade nesses pontos. O aluno sentirá se houver qualquer nervosismo ou hesitação de sua parte.

1. Chi, Mente e Corpo

Lembre a si mesmo e ao aluno: "Aonde a mente vai, o chi também vai; aonde o chi vai, o sangue também vai; aonde o sangue vai, a linfa também vai; aonde a linfa vai, os músculos vão; aonde os músculos vão, os tendões também vão; aonde os tendões vão, os ossos também vão." Isso também se aplica ao movimento dos ventos, e com intenção consciente e prática, você será capaz de movimentar os ventos.

2. Posição do Aluno

É bem mais fácil movimentar os ventos com o aluno deitado de costas, com as pernas esticadas. Os joelhos podem ficar apoiados por um travesseiro baixo. Ao trabalhar as costas do aluno, se você não estiver usando uma mesa de massagem com um corte para descanso do rosto, coloque rolos de shiatsu ou almofadas adaptáveis debaixo das axilas e um travesseiro macio sob a testa para apoiar a cabeça. (**Figura 3.1**) Cuide para não cansar o pescoço do aluno.

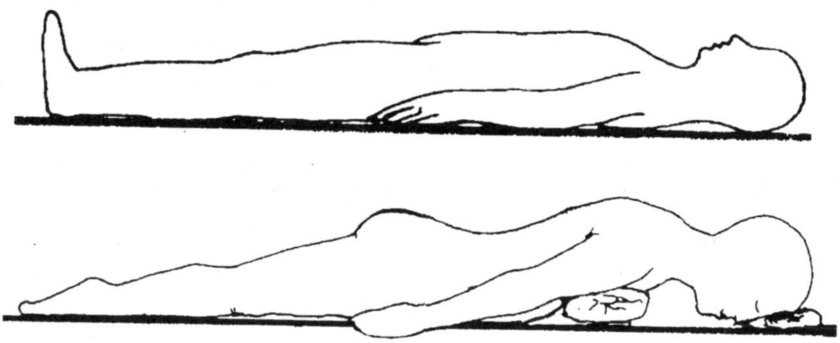

Figura 3.1 Posição do Aluno.

C. Identificação de Padrões

Examine atentamente o abdômen do aluno com o dorso da mão para sentir a temperatura e com a palma para sentir alterações de pressão e do nível de energia. Relaxe, sinta e confie em seus instintos; este não é um exercício mental. Desenvolva a sensibilidade e a habilidade para produzir, enviar e receber chi saudável.

Observe a forma do umbigo e identifique padrões de movimento no umbigo e na caixa torácica. Sinta onde há depressões, buracos, saliências, inchaços, calor ou frio. Sinta o corpo do aluno como se fosse uma paisagem e visualize as correntes de vento. Não existem coincidências no Chi Nei Tsang. Os padrões que você observa não são casuais; eles indicam áreas onde a estagnação, o excesso ou o acúmulo de vento estão pedindo atenção. A observação de todos esses aspectos lhe dará condições de desenvolver uma estratégia que você pode avaliar continuamente e modificar à medida que trabalha.

D. O Sistema de Meridianos

Familiarizar-se com os meridianos de energia do corpo e aprender a usar eficazmente a energia de cura ao trabalhar com os pontos da acupuntura e com os pontos de tratamento especiais do Chi Nei Tsang tratados nesta seção pode ser de muito proveito aos alunos em seu processo curativo. Apresentamos desenhos dos pontos-chave para os meridianos ao longo de todo o livro. O Apêndice I contém os diagramas com todos os pontos do CNT, além da indicação dos seus locais exatos e da correspondência com os pontos da acupuntura tradicional. Saiba que alguns pontos do CNT não são muito precisos e podem abranger uma área de até um palmo. Os diagramas podem ser copiados para uso pessoal; recomendamos que você os amplie e pendure na parede do seu espaço de trabalho, juntamente com as descrições correspondentes dos pontos, de modo a poder usá-las como referência enquanto trabalha. Elas podem ser muito úteis para a formulação do enfoque do seu trabalho durante a entrevista de diagnóstico antes de cada sessão.

1. Diferença entre os Pontos da Acupuntura e do CNT

Os mapas dos meridianos e dos pontos da acupuntura servem apenas como ponto de referência inicial. Os pontos da acupuntura indicados na maioria dos mapas geralmente representam pontos em meridianos que estão bastante próximos da superfície do corpo, dando condições de ser alcançados pela inserção de agulhas na pele. Os mapas geralmente não mostram que um meridiano inteiro percorre em profundidade o interior do corpo por áreas que estão muito distantes para ser alcançadas pela agulha.

Por exemplo, todos os pontos de agulha para o meridiano do coração estão nos braços, mas o meridiano do coração começa num nível profundo nos tecidos do próprio coração. Ele inclui uma rota profunda que se dirige para a linha central, passa pelo diafragma e termina no intestino delgado. Ele também segue outra rota que sai do coração, sobe pelo esôfago, passa pela língua, circunda a boca e termina logo embaixo do olho.

O vento afeta os órgãos específicos e todas as áreas ao longo do meridiano. As técnicas do CNT para expulsar os ventos exigem que você aprenda a usar as mãos, os dedos, os nós dos dedos e o cotovelo, e que aplique a pressão adequada nos pontos-chave ou perto dos pontos-chave de acesso sobre os meridianos.

2. Pontos de Acesso aos Ventos

Os ventos se juntam em determinadas áreas que com freqüência correspondem aos pontos-padrão da acupuntura. Todos esses pontos estão representados nos mapas do CNT. Os ventos se acumulam em "represas" transbordantes perto dos pontos, e você não precisa acertar o local com a mesma precisão de um acupunturista. Você dispõe de maior liberdade e talvez até tenha de procurar nas proximidades o ponto de acesso aos ventos. A experiência prática e o desenvolvimento de mãos sensíveis ao chi lhe serão de grande ajuda.

Saiba também que nada substitui um aprendizado adequado com instrutores certificados de Chi Nei Tsang do Tao Universal.

É importante sentir deficiências ou excessos de energia, e também emaranhados, torções, inchaços, etc. Você será induzido a determinadas áreas com problemas; é sobre essas áreas que você deve trabalhar para restabelecer o fluxo de energia. O ponto mais sensível é o "ponto certo". Ao pressionar os pontos, você sentirá a energia se movendo ou drenando. Quando o vento se movimenta, a dor o acompanha.

E. O Umbigo

Quando o bebê ainda está no útero materno, o oxigênio e o alimento são fornecidos através do umbigo. Todos os órgãos e cada parte do corpo estão diretamente ligados a ele. O umbigo é um ponto especialmente íntimo e o centro do universo pessoal do indivíduo.

Muitas emoções são armazenadas no abdômen, e só com relaxamento e confiança você conseguirá orientar o aluno a liberar as energias bloqueadas e presas nessa região. Se você pressionar muito rapidamente ou causar muita dor, os órgãos do aluno se contrairão por choque, dor ou medo, e os bloqueios se agravarão. Enquanto o aluno puder respirar para a dor, ela acabará desaparecendo, mas se a respiração ficar presa, o corpo se contrairá em outra região, e a dor apenas mudará momentaneamente para esse novo lugar.

F. Como Trabalhar sobre os Pontos de Pressão

A prática do Chi Nei Tsang implica pressionar pontos do corpo que estão relacionados com os órgãos e que abrem os portões do vento para que os ventos saiam. Grande parte do trabalho do CNT II é feito com o cotovelo sobre o umbigo e com alguns pontos relacionados na cabeça e nos membros do corpo.

1. Técnica do Cotovelo

Para entrar no umbigo do aluno com o cotovelo é preciso que você sinta o seu próprio centro e a sua respiração, e que seja sensível ao espaço pessoal e à respiração do aluno. Quanto mais relaxado você estiver, mais você estará em contato com o aluno e mais sentirá o que acontece no corpo. Além disso, quanto menos contraídos estiverem os seus músculos, mais facilmente o chi fluirá, possibilitando-lhe assim movimentar os ventos. Se trabalhar no lado esquerdo, use o cotovelo esquerdo; se trabalhar no lado direito, use o cotovelo direito. Ao trabalhar sobre o aluno, tenha presentes os pontos seguintes:

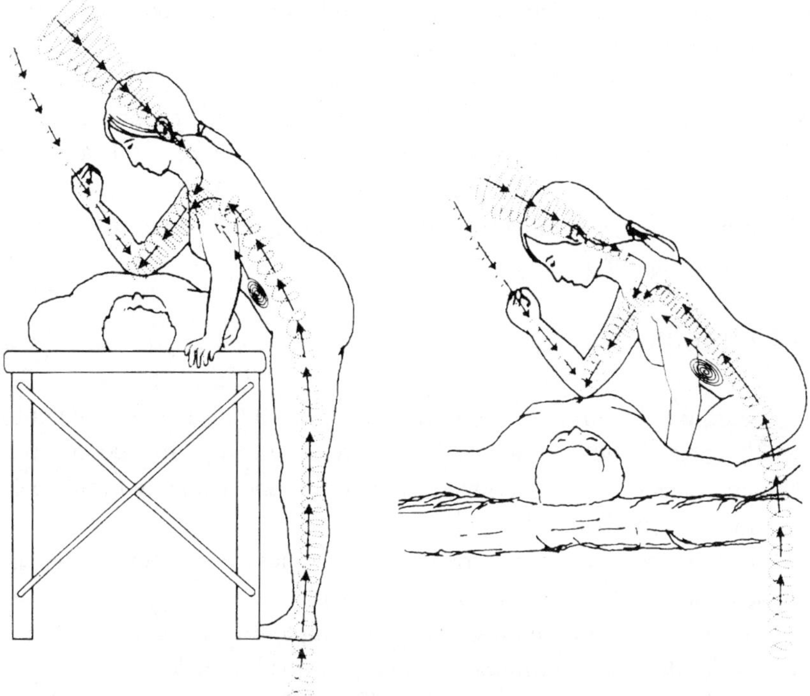

Figura 3.2 Técnica do Cotovelo: mantenha as costas retas e os músculos relaxados. Movimente o corpo a partir do Tan Tien como uma unidade.

1. Aprenda a usar o corpo de maneira a não se cansar. Você deve se sentir o mais confortável possível. Uma mesa de massagem é muito prática quando você trabalha com o cotovelo. Se usar uma, veja que a altura dela seja adequada para você antes que o aluno se deite. Ela deve ser suficientemente baixa para que você possa alcançar o corpo do aluno, mas não tão baixa que você precise arquear as costas. Quer trabalhe no chão ou numa mesa, mantenha as costas retas, a cabeça erguida e o queixo recolhido. **(Figuras 3.2 e 3.3)** Dobre o corpo na região lombar para poder manter a coluna reta. Evite dobrar o pescoço, pois isso comprime a almofada de jade e obstrui a garganta, criando uma mente turva. A prática regular do Tai Chi e do Chi Kung da Camisa de Ferro pode ajudá-lo a manter a coluna reta e a garganta aberta e pode melhorar a sua postura.

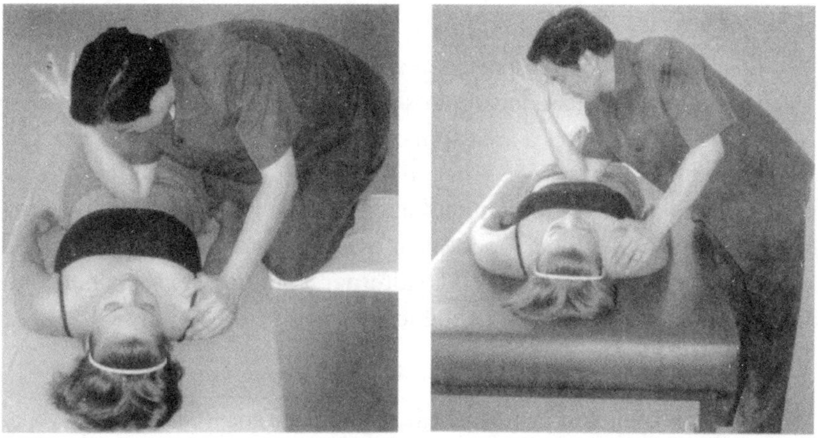

Figura 3.3

2. Mantenha os braços, os ombros e o pescoço relaxados. Músculos relaxados facilitam o fluxo do chi.
3. Movimente-se a partir do tan tien, para que o cotovelo trabalhe em unidade com o corpo.
4. Para aplicar pressão sobre os pontos, use o peso do corpo e não os músculos dos braços e das costas.

a. Posição do Cotovelo

O cotovelo é uma ferramenta poderosa, e você precisa estar atento para aplicar a pressão adequada. Dobrando o cotovelo a um ângulo de 45 graus, a pressão será mais intensa do que a um ângulo de 90 graus. **(Figura 3.4)**

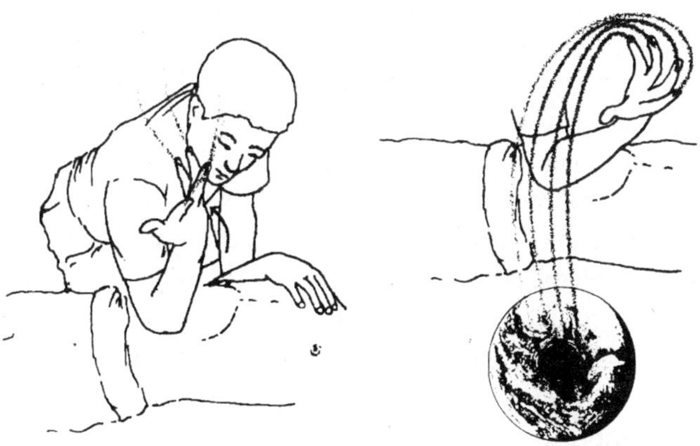

90°

45° A pressão é mais intensa a 45° ao espiralar energia doente para a Terra.

Figura 3.4 Pressão com o Cotovelo.

b. Localização dos Pontos

Ao lidar com um vento específico, os pontos a ser trabalhados estão descritos nos procedimentos. Para localizar os pontos exatos sobre os quais você aplicará o cotovelo, sinta antes a área com os dedos e com a palma da mão. Quando tiver mais experiência, você será capaz de localizar outros pontos que precisam ser trabalhados. Fazendo um movimento em espiral com a mão acima do umbigo do aluno, você poderá identificar os ventos presos que obstruem todo o fluxo de energia. Você também poderá alternar a ordem para trabalhar sobre os pontos ou criar as suas próprias seqüências.

c. Pressão dos Pontos

Ao localizar o ponto onde irá trabalhar, coloque o cotovelo sobre ele. Quando o aluno exala, pressione aplicando o seu peso lenta e suavemente até sentir a resistência do vento. Movendo-se suave e cuidadosamente a partir do tan tien, você sentirá até onde pode ir.

Ao pressionar o umbigo, sustente o peso do corpo com a outra mão apoiada na mesa; observe o rosto do aluno e comunique-se com ele. Se pressionar muito rápido ou com muita força, você pode provocar uma reação do sistema nervoso parassimpático, que responderá tornando-se tenso. Esse trabalho requer mais energia do que a ação desenvolvida pelos músculos. Os músculos não movimentam os ventos. Ao chegar a um contato profundo, pare o movimento e o cotovelo. Você sentirá o vento se debatendo.

Sinta o umbigo do aluno começando a soltar-se e relaxar. Com o cotovelo, espirale sobre o ponto; o movimento nasce do tronco todo. Ao soltar os emaranhados e nós, você sentirá os ventos se juntando e a energia se movendo. Quando o vento doente se movimenta, a dor o acompanha. Quando você expulsa os ventos, o chi flui e preenche o espaço que estava ocupado pelo vento doente. Observe sempre o rosto e a respiração do aluno como fonte de informação direta sobre o que ele está sentindo.

Quando o aluno inala para o abdômen, alivie a pressão do cotovelo, mas não perca o contato. Se você conhece o exercício de Tai Chi chamado "Mãos Pegajosas", o seu princípio, "Nunca solte, nunca segure muito apertado", ajudará a desenvolver a técnica do cotovelo. Peça ao aluno que continue respirando "ao redor" de seu cotovelo. Oriente-o a exalar toda energia turva, cinzenta, doente ou densa através de seu cotovelo e dos dedos das mãos e dos pés dele para a Terra.

Ao trabalhar sobre os pontos do umbigo, você pode tocar um ponto correlacionado. Por exemplo, ao trabalhar sobre os pontos do umbigo para o sexto vento, a mão esquerda pode tocar os pontos 13 e/ou 15 no rosto.

d. Saída do Vento pela Palma e pelos Dedos

Se permanecer relaxado e centrado, você sentirá o vento se movimentando através da palma e das pontas dos dedos. A palma deve estar aberta e levemente em concha e seus dedos abertos e apontados para cima. Manter as mãos relaxadas ajudará a lisonjear e guiar os ventos. Mantenha a mão afastada do seu rosto para que o vento doente saia pela palma. **(ver Figura 3.4)** Você sentirá os ventos se movimentando e a área pode apresentar a sensação de um balão esvaziando.

e. Como Retirar o Cotovelo

Peça ao aluno que inspire profundamente, empurrando o seu cotovelo. Passe para o ponto seguinte, repetindo o procedimento.

2. Trabalho com os Dedos e com os Nós dos Dedos

Alguns pontos são muito delicados para o cotovelo, ou então exigem maior precisão. Para esses, utilize a polpa dos dedos ou do polegar.

Se a ponta do dedo não for suficiente para aplicar a força necessária, use o segundo nó do dedo indicador, ou o segundo nó dos dedos indicador, médio e anular; use o dedo médio para pressionar o ponto exato e os outros nós como apoio para trabalhar numa área mais ampla; pressione menos em áreas mais sensíveis.

Ao usar os nós e os dedos, mantenha o braço reto para que a pressão proceda de todo o seu corpo e não apenas dos músculos do braço.

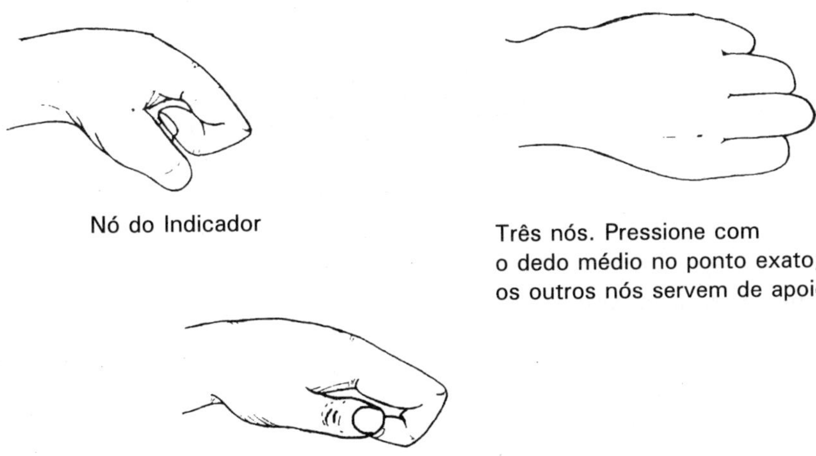

Nó do Indicador

Três nós. Pressione com o dedo médio no ponto exato; os outros nós servem de apoio

Um Nó

Figura 3.5 Os Nós dos Dedos.

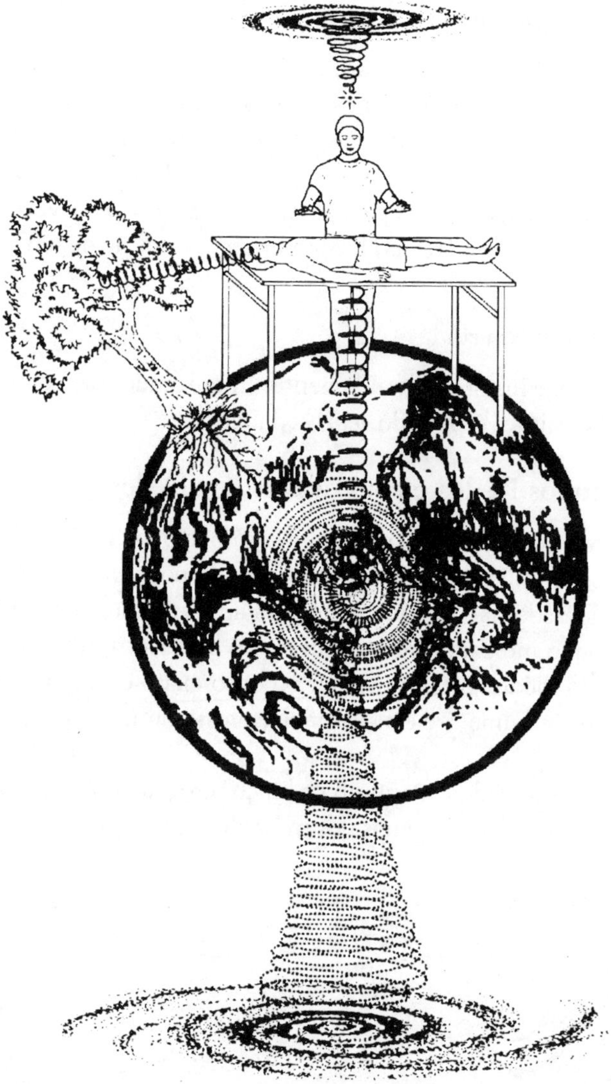

Figura 3.6

Como Ancorar o Aluno

1. Antes de tudo, ancore-se a si mesmo, conectando-se com o centro da Terra e com a galáxia no outro lado do planeta.
2. Tome consciência do umbigo e das solas dos pés do seu aluno e ancore-o na Terra.
3. Dirija a energia do aluno para o solo para que a energia curativa da Terra possa inundá-lo.

G. Como Expulsar os Ventos

Quando os ventos estão presos no corpo, eles ficam comprimidos, e se tiverem oportunidade de ir para um espaço maior, mais aberto, onde possam se movimentar, eles farão isso. O corpo precisa encontrar uma estratégia para lidar com situações estressantes, tensões e conflitos interiores. Os ventos são o resultado de situações assim e não têm outra saída senão seguir o padrão de tensões internas do corpo. A intenção tem muito trabalho para reunir e expulsar os ventos. Trabalhar com o cotovelo para expulsar os ventos é um procedimento mais demorado do que abrir os portões dos ventos e expulsá-los conforme descrito no primeiro livro de Chi Nei Tsang. A sua intenção, força de vontade e voz interior podem falar com os ventos, incentivando-os a se juntarem e saírem do corpo.

1. Criação de Espaço para os Ventos

A liberação da tensão ao redor do umbigo cria um espaço onde os ventos doentes podem se reunir, do mesmo modo que a água empoça quando você faz um buraco na terra. É um convite aos ventos para que se dirijam a essa área. O seu trabalho consiste em reuni-los nesse ponto e ajudá-los, criando movimento para que possam sair do corpo, e abrindo assim espaço para o chi saudável.

2. Como Movimentar os Ventos

O trabalho com o cotovelo ou com os dedos em diferentes pontos tem o objetivo de chamar e direcionar os ventos. Em vez de persegui-los por todo o corpo, observe e sinta o movimento deles. Isso é muito parecido com a sensação intuitiva ao cozinhar. Quando você começa a ler o corpo, não há lugar onde os ventos possam se esconder. Eles se movimentarão à medida que você desatar os nós e liberar a tensão no corpo do aluno.

Quando os ventos se movimentam, às vezes eles subirão até o rosto do aluno ou irão para outras regiões do corpo onde ele costuma armazenar a dor, como as costas, os quadris ou os ombros. Quando os ventos abandonam a área, a dor desaparece.

3. Como Deixar que os Ventos Saiam

Passados uns momentos, você pode sentir que o vento começa a sair do umbigo e de outras áreas do corpo. Às vezes a energia fria se parecerá a uma brisa, e ao trabalhar com o cotovelo, você a sentirá no antebraço. Esse ar frio pode eriçar os pêlos do seu braço e provocar arrepios na pele. Muitas vezes o vento doente é gelado. Um observador que ficasse perto de você poderia sentir a diferença de temperatura na nuvem de ar frio que envolve você e às vezes toda a sala. Esse fenômeno sempre induz os que duvidam da existência de ventos internos a mudarem de opinião.

Quando o vento doente sai e é restabelecida a circulação do chi saudável, o aluno sente uma sensação de alívio e bem-estar. Alguns alunos podem sentir diferenças na temperatura ou perceber cores e freqüentemente têm necessidade de arrotar. Esse é um bom sinal de que os ventos estão saindo.

Espere que todo o vento saia, até não senti-lo mais, e então retire lentamente o cotovelo, deixando que o aluno o afaste com a inalação.

Para eliminar todos os ventos do corpo, precisamos abrir todas as portas e deixá-los sair. Por isso, é também importante trabalhar nos pontos correlatos nos pés, nos braços e na cabeça. Do contrário, expelimos os ventos através dos canais, mas bloqueamos a última saída final, criando congestão, como acontece com a porta fechada de um teatro quando todos estão querendo sair. Os ventos localizados acima do diafragma sairão pelas mãos; os que estão abaixo, sairão pelos pés.

Para ajudar os ventos a saírem, estimule o aluno a mexer os dedos dos pés e das mãos e a exalar toda energia turva, cinzenta ou doente através deles. Ensine-o a usar a intenção para expelir os ventos. Os Seis Sons Curadores também podem ajudar. Embora possam ser necessárias várias sessões de incentivo e orientação, a maioria dos alunos acabará formando uma sensibilidade própria para perceber o movimento dos ventos e desenvolvendo confiança em sua própria experiência em movimentá-los.

H. Varredura e Ventilação

Depois de trabalhar no corpo do aluno, com todas as portas abertas e os ventos saindo, estimule os ventos remanescentes a sair. Explique o processo ao aluno.

1. Com a palma aberta sobre o umbigo do aluno (a uma distância de 15 a 30 cm do corpo), faça um movimento em espiral, no sentido anti-horário, de 18 a 36 vezes. Isso criará um vórtice que reunirá os ventos remanescentes.
2. Com movimentos de varredura longos, dirija os ventos na direção das pernas do aluno e para fora pelos dedos dos pés, para a Terra. A mão deve percorrer todo o trajeto que você quer que o vento siga. Se o vento que você está varrendo está acima do diafragma, conduza-o pelos braços, através dos dedos, e para o solo. **(Figura 3.7)** A Terra pode aceitar a energia doente e negativa e transformá-la em energia útil.

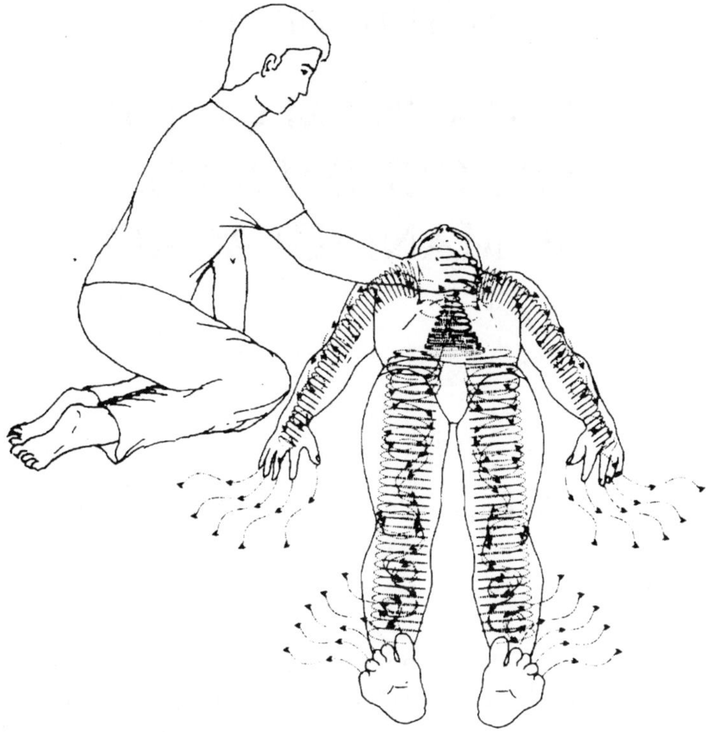

Figura 3.7

3. Se os ventos forem resistentes, use uma luz verde ou azul que ajude a eliminá-los e a energizar a área. Faça contato com a luz verde do universo, visualizando florestas verdes exuberantes. Absorva essa energia pela garganta e deixe que ela ative a energia verde do fígado. Entre em contato com a luz azul do céu e com o azul vivo do oceano, absorva-o pela garganta e deixe que ele ative a energia azul dos rins. Uma descrição mais detalhada desse procedimento será explicada no próximo livro, *Chi Kung da Cura Cósmica*.

CAPÍTULO QUATRO

AS MÃOS EM CNT II: PROCEDIMENTOS DE MANIPULAÇÃO

Seguem os procedimentos a adotar numa sessão com um aluno.

A. CNT I

Para trabalhar com os ventos no corpo do aluno, antes você precisa realizar os procedimentos do Chi Nei Tsang Básico. Isso implica sentir e tocar cuidadosamente o abdômen, limpar os intestinos grosso e delgado, tonificar, desintoxicar e bombear os órgãos e purificar o sistema linfático. (Reporte-se ao primeiro livro de CNT.) Se o abdômen da pessoa está cheio de nós e emaranhados, os ventos não conseguirão circular e sair do corpo. A liberação do abdômen pode precisar de várias sessões. Depois de soltar os bloqueios principais, você pode começar o trabalho sobre os ventos.

B. Como Abrir os Portões dos Ventos

Nesta prática, prepararemos "armadilhas" para os ventos. Cria-se uma armadilha usando o "cotovelo no umbigo". Uma segunda armadilha consiste em "abrir o umbigo com os polegares". Uma terceira e muito eficaz é "abrir espaço no Pakuá". Essas armadilhas oferecem um espaço aberto para os quais os ventos podem se dirigir e de onde podem ser facilmente varridos e ventilados para as pernas e daí expelidos pelos pés.

a. Cotovelo no Umbigo

Neste nível do Chi Nei Tsang, uma maneira de abrir os portões dos ventos é usar o cotovelo posto diretamente sobre o umbigo do aluno. Para explicar esse procedimento, dividiremos a região do umbigo num círculo de 360 graus subdivididos em quatro seções. Isso equivale a uma bússola posta sobre a barriga da pessoa. Quando falamos em lado direito ou esquerdo, referimo-nos ao lado direito ou esquerdo do corpo do aluno. O alto do umbigo é Sul/180°. O lado esquerdo é Oeste/270°. Abaixo do umbigo está Norte/0°/360°. O lado direito do umbigo é Leste/90°. **(Figura 4.1)** Cada grau do círculo umbilical relaciona-se com diferentes partes do corpo: 180° — 270° descreve o quadrante superior esquerdo do abdômen; 270° — 360° descreve o quadrante inferior esquerdo; 0° — 90° descreve o quadrante inferior direito; 90° a 180° descreve o quadrante superior direito.

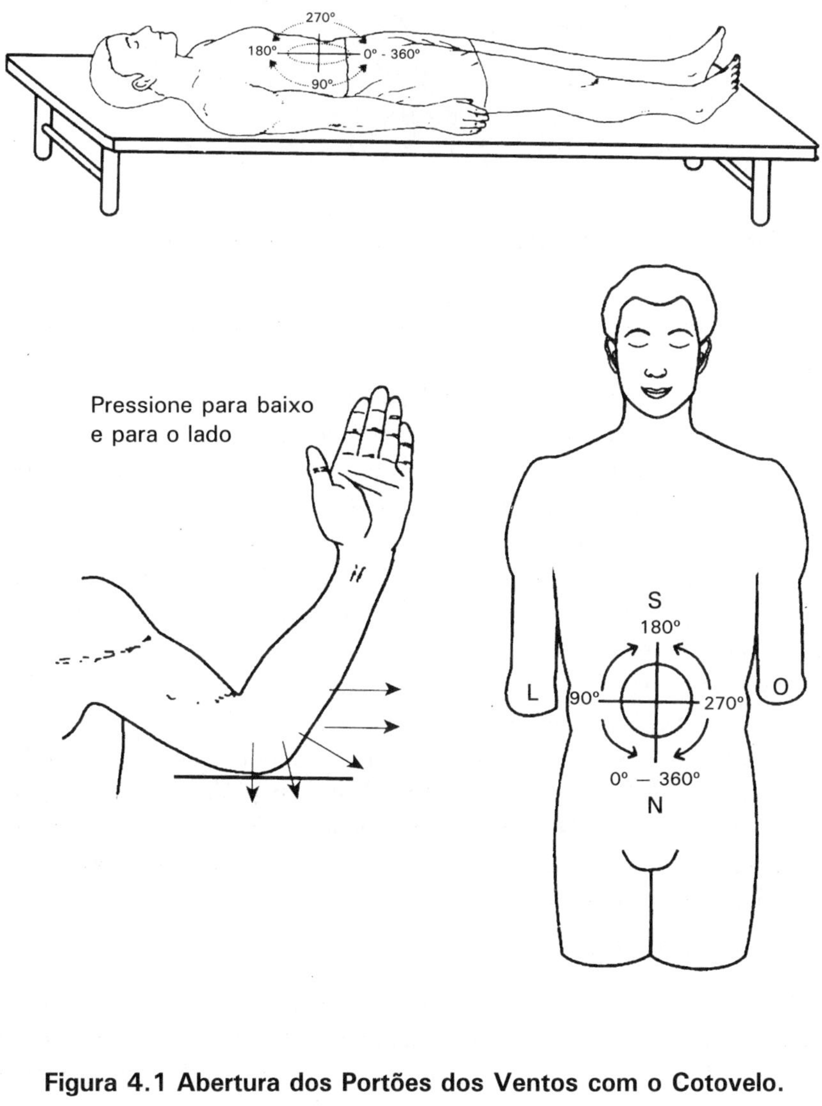

Figura 4.1 Abertura dos Portões dos Ventos com o Cotovelo.

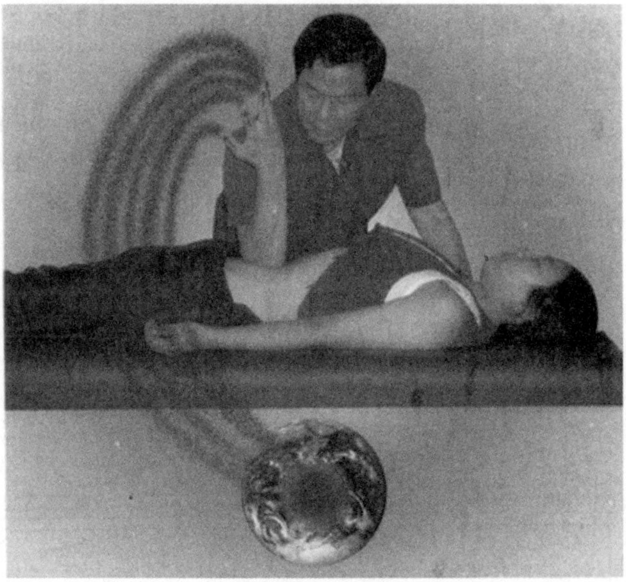

Figura 4.2 Ventos Doentes Saindo pelos Dedos para a Terra.

O procedimento para abrir os portões dos ventos com o cotovelo é o seguinte:

1. Coloque o cotovelo sobre o umbigo e pressione.
2. Mantendo a pressão, movimente o cotovelo para a esquerda do corpo do aluno, de 270° para 180° e de 180° de volta a 270°. Descanse, gire o pulso e os dedos e deixe que os ventos doentes saiam pelas pontas dos dedos e se dirijam para a Terra. (**Figura 4.2**) Solte a pressão, volte ao centro do umbigo e pressione para baixo e para o lado a 280°, em seguida do centro a 290°, e continue até chegar a 360° e de 360° até 270°. Terminado o quadrante inferior esquerdo, peça ao aluno que respire profundamente pelo umbigo para afastar o seu cotovelo.
3. Varra os ventos para as pernas e para fora pelos dedos dos pés.
4. Repita esse procedimento no quadrante inferior direito, de 90° a 0°, de 0° a 90°, e de 90° a 180°. Isso abre todo o umbigo, criando um lugar onde o vento se acumula e soltando a tensão do abdômen. As pessoas com dores lombares ficarão muito aliviadas com esse trabalho. Varra e ventile 15-20 vezes até sentir o umbigo quente.

b. Abertura do Umbigo

Os taoístas acreditam que há ventos presos nos intestinos, no abdômen e em todos os tendões do corpo que se agrupam em torno do umbigo. Libere o umbigo pressionando os polegares sobre o músculo circular do umbigo e forçando para baixo e em direções opostas (**Figura 4.3**) durante uma contagem aproximada de 15 vezes.

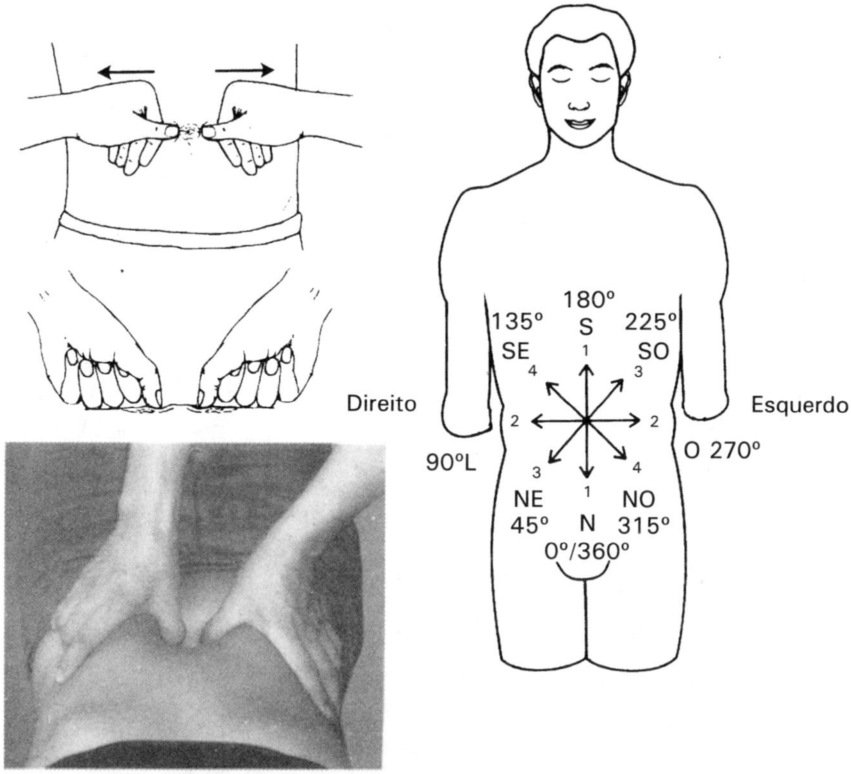

Figura 4.3 Pressione para Baixo e em Direções Opostas.

1: 0°—180°/N—S
2: 90°—270°/L—O
3: 45°—225°/SE—NO
4: 135°—315°/SE—NO

O seu objetivo é alongar o músculo debaixo da pele, por isso você precisa colocar os dedos nos lados do umbigo e não dentro. Cuide para não machucar a pele ao forçar nas direções contrárias. Varra e ventile 15-20 vezes.

c. *Como Abrir Espaço no Pakuá*

A abertura da região em torno do umbigo seguindo a forma de um pakuá ajuda a descarregar as tensões do corpo, afrouxa nervos tensos ou contraídos e restabelece o fluxo apropriado nos vasos sanguíneos e nos canais linfáticos. Isto segue o fluxo de energia do pakuá do céu posterior. Para conhecer melhor o pakuá, veja o livrinho Fusão I. Em Fusão I, os órgãos se relacionam com diferentes "Kuás" (forças). Por exemplo, os rins se relacionam com Kan (água) no

Norte, e o fígado com Chen (trovão e raio) no Leste. Em CNT II relacionamos os órgãos não com os kuás, mas com os pontos da reflexologia dos órgãos em si. Por exemplo, o rim esquerdo está no portão Oeste (4) e o rim direito no portão Leste (3). **(Figura 4.5)**

Com a lateral da mão, a base da palma ou os polegares, pressione o abdômen com ambas as mãos, uma sobre a outra. **(Figura 4.4)** Se você sentir muito vento ao pressionar, pare, varra e ventile para baixo e para fora. Isso abrirá um grande espaço e forçará os ventos que estão presos nos órgãos e no corpo a saírem e se juntarem na área do pakuá.

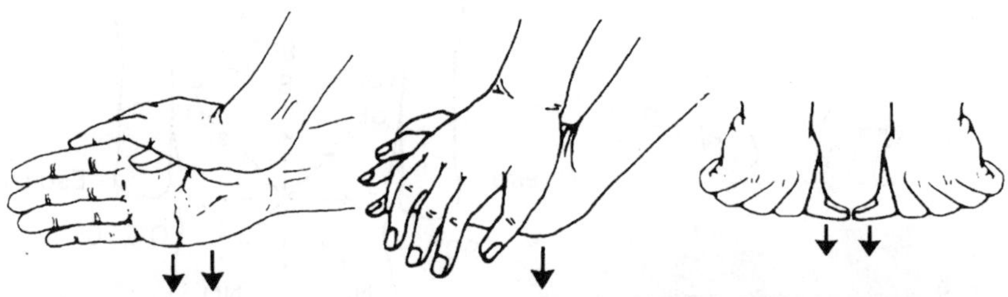

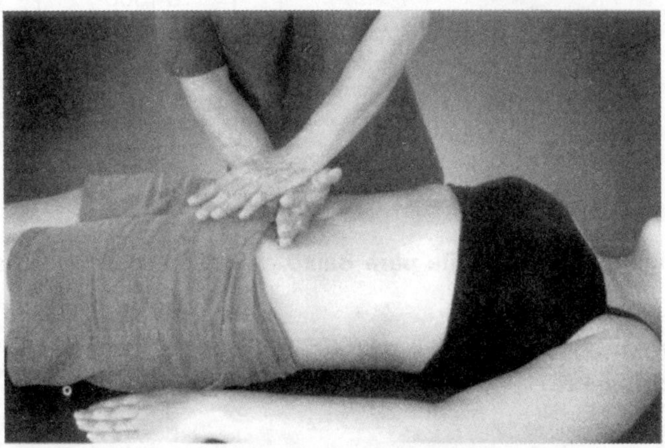

Figura 4.4 Pressionando o Lado do Pakuá.

Pressione os oito lados do pakuá na seguinte ordem:

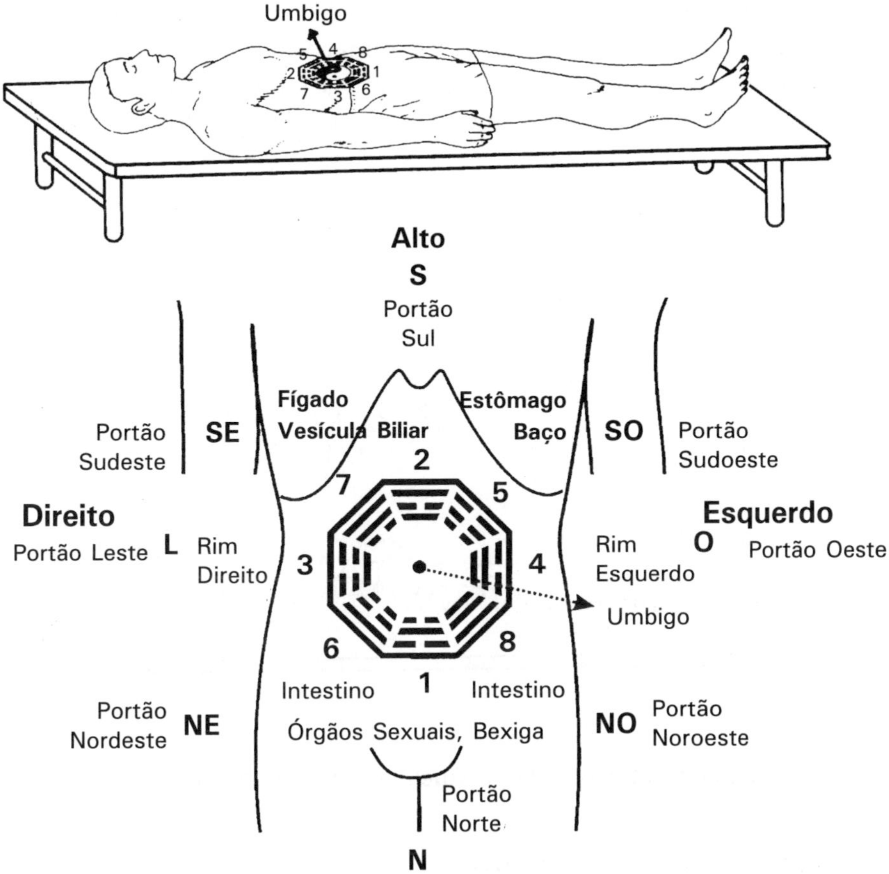

Figura 4.5. Seqüência para Liberar os Portões dos Ventos no Pakuá e nos Órgãos Afetados.

1: Portão norte (relacionado com a bexiga e com os órgãos sexuais, na base do pakuá, a 0°/360°),
2: Portão sul (relacionado com o coração, no alto do pakuá, a 180°),
3: Portão leste (relacionado com o rim direito, no lado direito do aluno, a 90°),
4: Portão oeste (relacionado com o rim esquerdo, no lado esquerdo do aluno, a 270°),
5: Portão sudoeste (relacionado com o estômago e o baço, no lado superior esquerdo do aluno, a 225°),
6: Portão nordeste (relacionado com os intestinos, no lado inferior direito do aluno, a 45°),

7: Portão sudeste (relacionado com o fígado e com a vesícula biliar, no lado superior direito do aluno, a 135°),

8: Finalmente, o portão noroeste (relacionado com os intestinos, no lado inferior esquerdo do aluno, a 315°). Varra e ventile 15-20 vezes.

Faça o aluno colocar os dedos sobre o umbigo e sentir um fogo no Tan Tien queimando os ventos doentes. (**Figura 4.6**) O fogo elimina o frio e a umidade.

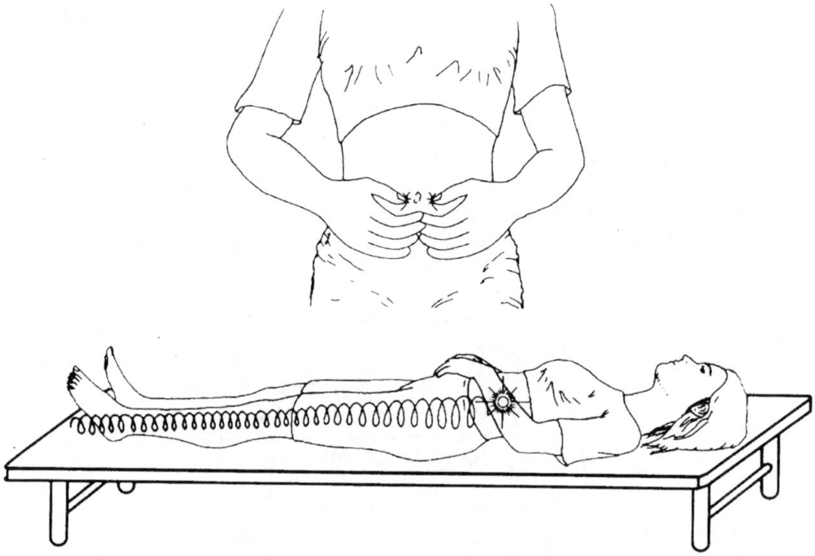

Figura 4.6 Deixe o Fogo Queimar os Ventos Doentes.

C. Trabalho sobre os Ventos

Este trabalho inclui liberar a área do umbigo e então perseguir e varrer os ventos como descrito na seção anterior. O próximo capítulo oferece uma explicação detalhada do procedimento a seguir para ventos específicos e suas manifestações. Grande parte do trabalho é feita com o cotovelo sobre o umbigo do aluno e trabalhando sobre pontos relacionados nas costas, na cabeça e nos membros.

D. Término da Sessão

Quando você aplica Chi Nei Tsang, o sangue e a energia se concentram no abdômen. Antes que o aluno levante no fim da sessão, oriente-o a fazer a "dança do macaco". Peça-lhe que deite de costas e levante os braços e as pernas na direção do teto, sacudindo-os com vontade e relaxadamente e rindo enquanto respira profundamente pelo abdômen. (**Figura 4.8**) Isso ajudará a ativar a circulação linfática e sanguínea. (**Figura 4.7**)

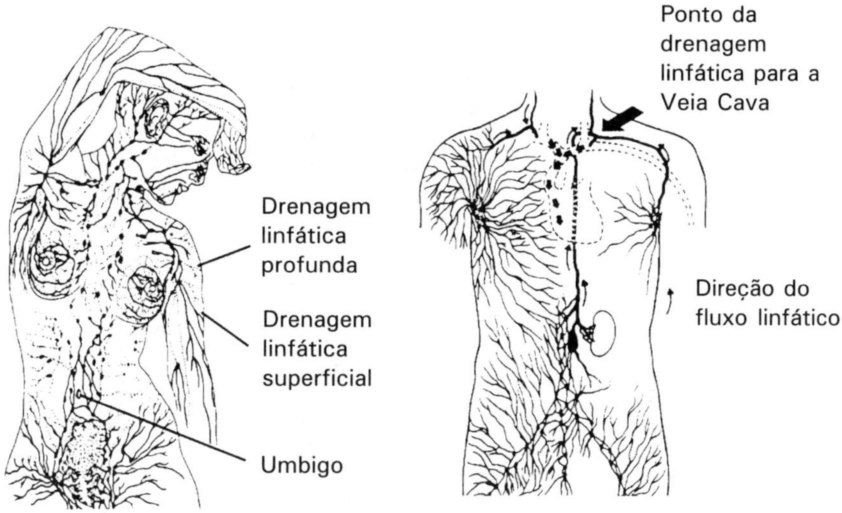

Figura 4.7 Sistema de Drenagem Linfática.

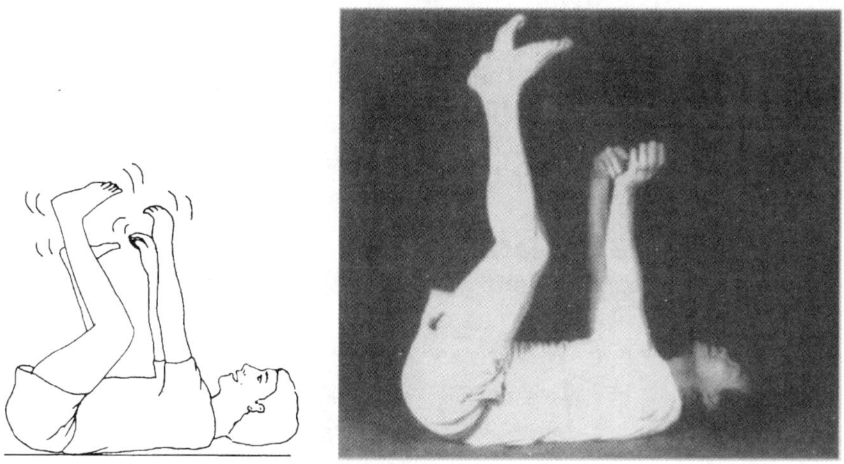

Figura 4.8 Dança do Macaco.

E. Incentive os Alunos a Trabalharem sobre Si Mesmos

É importante ensinar seus alunos a fazerem Chi Nei Tsang em si mesmos entre uma sessão e outra. No fim da sessão, indique-lhes as áreas que estavam especialmente tensas ou congestionadas; é importante que eles continuem trabalhando em casa para soltá-las. Mostre-lhes como trabalhar em si mesmos

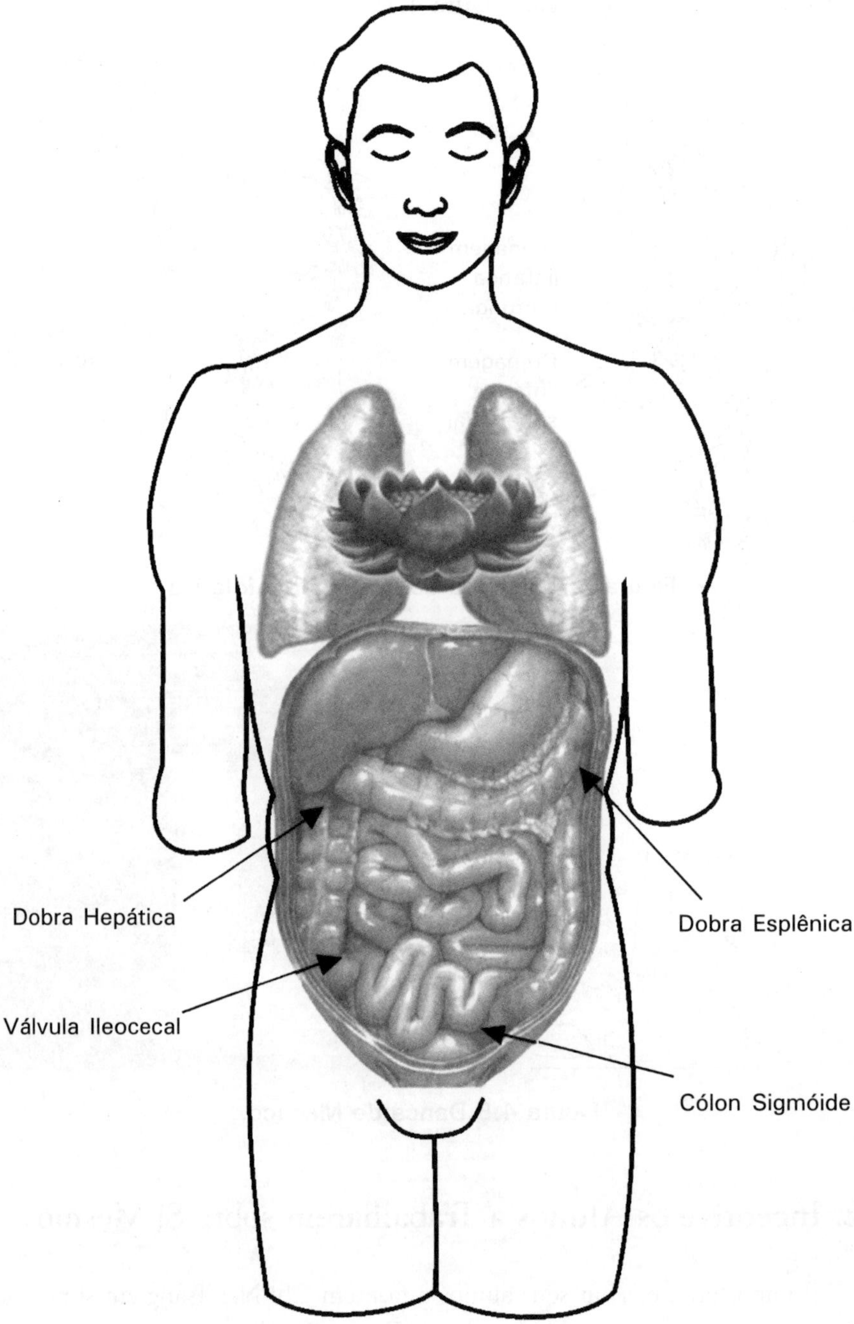

Figura 4.9 Os Quatro Cantos dos Intestinos.

usando os dedos com as mãos relaxadas e os cotovelos estendidos para os lados. Os ombros, o pescoço e os braços devem ficar relaxados e ligados à espinha.

Diga a seus alunos que é importante que se responsabilizem por sua saúde e que reservem tempo para trabalhar sobre si mesmos. Se confiarem em sua própria capacidade para cuidar de si, eles se sentirão mais positivos, fortes e livres. Oriente-os a outras práticas que possam ajudá-los a lidar com situações particulares. Segundo a visão de vida taoísta, sugira que simplifiquem sua vida desfazendo-se de alguma coisa desnecessária a cada dia. Isso tranqüilizará seus órgãos e acalmará a mente.

Uma rotina diária de exercícios moderados (por exemplo, caminhar depressa) ativa a circulação sanguínea, movimenta o sistema linfático e mantém o corpo em boa forma. Também é bom que massageiem a barriga todos os dias, estimulando os quatro cantos dos intestinos: (**Figura 4.9**) a válvula ileocecal (no baixo-ventre, à direita, aproximadamente no ponto intermediário entre o umbigo e o osso pélvico direito); a dobra hepática, na região superior direita do abdômen (embaixo do canto inferior direito da caixa torácica e debaixo do fígado); a dobra esplênica (no quadrante superior esquerdo do abdômen embaixo do canto inferior esquerdo da caixa torácica); e o cólon sigmóide (no canto inferior esquerdo do abdômen entre a linha central do abdômen e o osso pélvico esquerdo). Também é muito importante seguir uma dieta saudável.

De acordo com o Tao, cada pessoa é responsável por sua própria iluminação e bem-estar. Como praticantes e instrutores de Chi Nei Tsang do Tao Universal, somos responsáveis por estimular nossos alunos a serem eles mesmos e a crescerem. À medida que trabalharem sobre si mesmos e sentirem os resultados, quererão fazer ainda mais.

CAPÍTULO CINCO

TRABALHO SOBRE OS VENTOS

Ao trabalhar com cada um dos ventos, comece sempre abrindo os portões, o umbigo e o pakuá, e liberando os nós e emaranhados na área do umbigo (seguindo os procedimentos descritos no primeiro livro de CNT); o objetivo é criar um espaço onde os ventos possam se reunir e abrir caminho para que se movimentem e saiam do corpo. (Ver Capítulo 4, Mãos em Chi Nei Tsang)

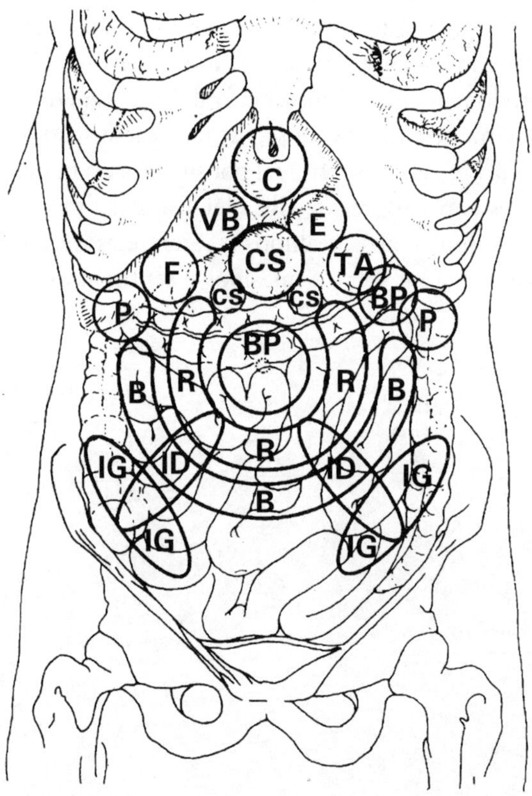

P – Pulmão
F – Fígado
VB – Vesícula Biliar
C – Coração
E – Estômago
TA – Triplo Aquecedor
BP – Baço
CS – Circulação-Sexo (Pericárdio)
R – Rins
B – Bexiga
ID – Intestino Delgado
IG – Intestino Grosso

Figura 5.1 Mapa de Chi Nei Tsang Mostrando Áreas sobre as Quais Você Pode Trabalhar e Equilibrar as Energias dos Órgãos. Baseado em desenho de *Zen Shiatsu*, de Shiyuto Masunaga

A. Como Trabalhar sobre o Umbigo

(Figura 5.1)

O que segue é uma síntese dos procedimentos adotados ao trabalhar sobre os pontos do umbigo definidos para cada vento. O uso do cotovelo está explicado em detalhe no Capítulo 3. Ligue-se sempre ao primeiro vento com a mão livre e direcione o fluxo do vento em torno do círculo. No último ponto, expulse o vento.

1. Encontre o ponto sobre o qual você trabalhará com o cotovelo. Os pontos definidos como direito e esquerdo se baseiam no lado direito e esquerdo do corpo do aluno.
2. Pressione suavemente enquanto o aluno expira.
3. Solte emaranhados e nós.
4. Com um movimento do cotovelo em espiral, sinta os ventos começando a se reunir e a energia a se movimentar. Quando os ventos se movimentam, a sensação na área pode ser a de um balão esvaziando-se.
5. Ao sentir que o vento saiu do ponto tratado, peça ao aluno que inspire para afastar o seu cotovelo.
6. Varra os ventos espiralando com a mão sobre a área trabalhada e em seguida dirija-os para as pernas ou para os braços e daí para fora pelos dedos dos pés ou das mãos. Enquanto saem, direcione-os para o solo. Faça isso depois de cada ponto.
7. Passe para o ponto seguinte.
8. Durante o tratamento, estimule o aluno a respirar, exalando toda energia cinzenta ou doente pelos dedos das mãos ou dos pés.

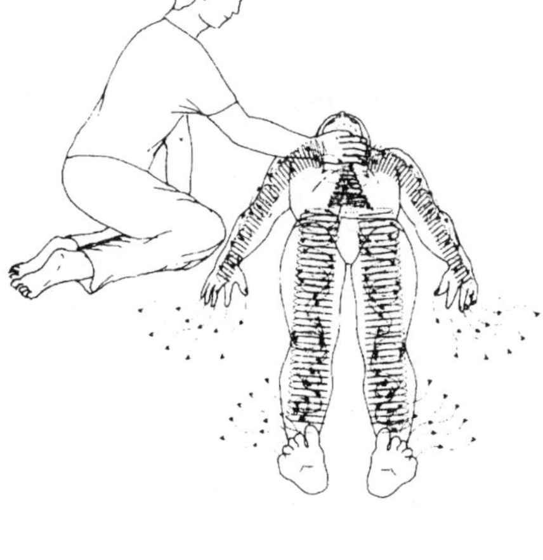

PRIMEIRO VENTO
Vento que Ataca o Fígado, o Pericárdio e o Coração

Este vento sai do intestino delgado e do baço e ataca o fígado, o pericárdio e o coração, enfraquecendo-os e cansando-os. Os sintomas geralmente se manifestam como uma coceira queimante e sono agitado, às vezes acompanhados por erupções ardentes. O fígado e o coração tendem a reter as emoções fortes da raiva, inveja, ódio, e outras. O trabalho sobre o primeiro vento pode resultar numa liberação emocional intensa.

A. Pontos do Umbigo para o Primeiro Vento

Use o cotovelo para pressionar os seguintes pontos

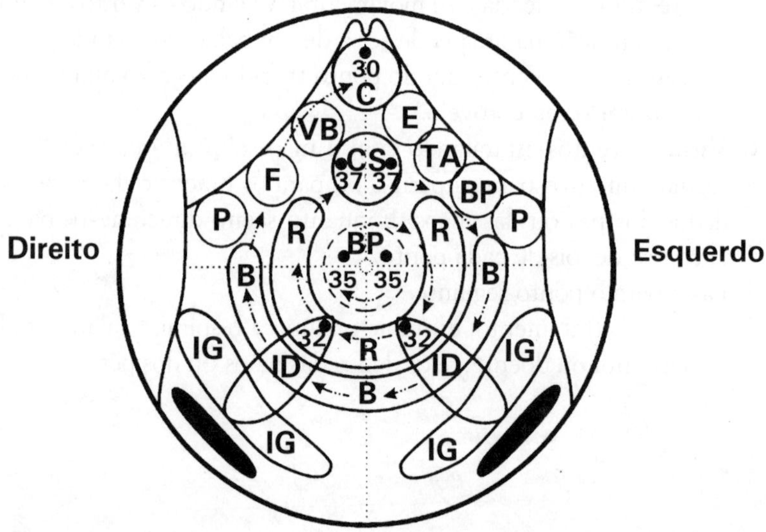

Figura 5.2 Pontos do Umbigo para o Primeiro Vento.

Siga as setas; isso ajudará a espiralar todos os ventos para fora dos órgãos.

1. Ponto 35, localizado logo acima do umbigo, no lado esquerdo.
2. Ponto 35 no lado direito.
3. Ponto 32, localizado abaixo do umbigo, no lado esquerdo, seguindo a direção que leva para fora do corpo.
4. Ponto 32 no lado direito.
5. Ponto 37, logo acima do umbigo, lado direito.
6. Ponto 37 no lado esquerdo.

7. Ponto 30, localizado abaixo da extremidade inferior do esterno. Devido à sensibilidade, cuide para não pressionar na ponta do esterno.

Lembre-se de varrer o vento depois de pressionar cada ponto.

B. O Fígado

Para liberar o vento do fígado, observe a forma da caixa torácica do aluno. Se houver algum problema, as costelas podem ser levantadas num lado.

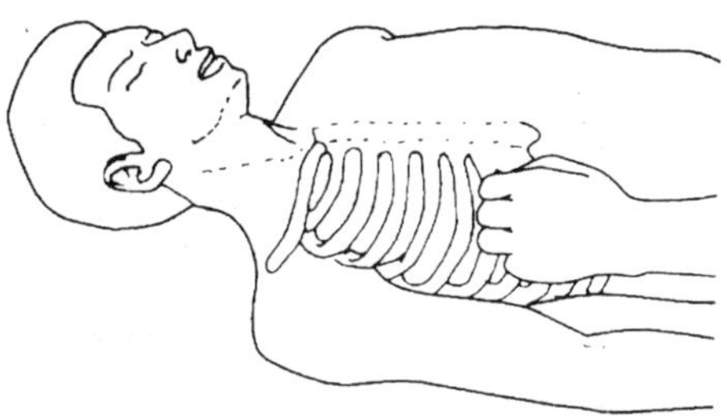

Trabalho sobre as Costelas com os Nós dos Dedos.

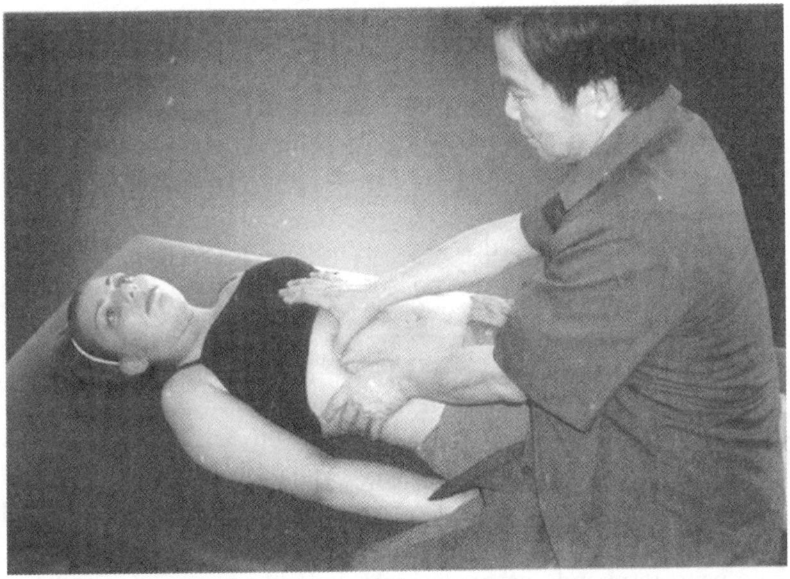

Figura 5.3 Massageie o Fígado com Ambos os Polegares.

1. Relaxe a área debaixo das costelas e massageie o fígado. (**Figuras 5.3 — 5.4**) Faça o aluno emitir o som do fígado, "SHHHH". (Para uma explicação detalhada do procedimento, reporte-se ao primeiro livro CNT.)

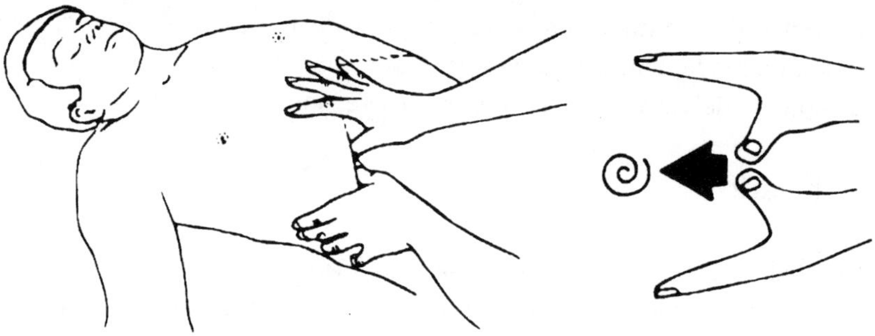

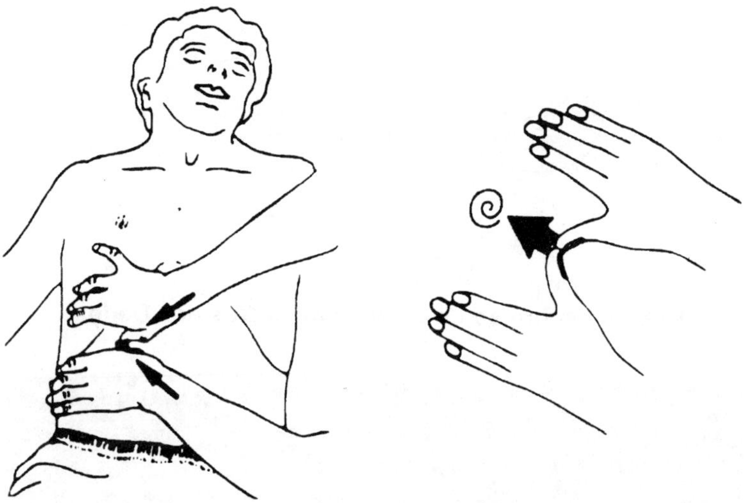

Figura 5.4 Massagem do Fígado com os Polegares.

2. Pressione os nós dos dedos sobre os ossos das costelas e entre eles em toda a base da caixa torácica no lado direito do aluno. Essa manipulação pode ser muito dolorosa, pois a energia emocional presa no fígado tende a se manifestar e prender-se nos ossos das costelas.

C. O Coração e o Pericárdio

O coração é a sede das emoções, e grande parte da energia emocional bloqueada se deposita nessa região. Ensine o aluno a liberar a energia das emoções presas no peito respirando profundamente e rindo para essa área. O som do coração durante a exalação ajuda a aliviar a dor. ("HAUUU"; ver mais detalhes no Apêndice II, pág. 142)

O pericárdio é uma membrana que envolve o coração, funcionando como cambiador do calor do coração e como saída de emergência do calor. Ele ajuda a consumir o excesso de energia do coração. Para aumentar a eficiência desse tratamento, você pode orientar o aluno a emitir o som do triplo aquecedor, dirigindo a vibração para o pericárdio. ("iiii", para mais detalhes, ver Apêndice II, pág. 143)

Sinta amor, sinta suavidade; ensine o aluno a sorrir. Isso ajudará a esfriar o coração e a prevenir ataques cardíacos. Recomenda-se prática diária de 10 minutos.

Ao sair, esse vento deixa o coração, atravessa o peito em direção ao ombro esquerdo e daí desce pelo braço esquerdo até a unha do dedo mínimo.

1. Comece pressionando com o nó do dedo os pontos 22 e 23 no lado esquerdo. O Ponto 22 está localizado logo acima do mamilo esquerdo. Nas mulheres, o ponto está acima do seio esquerdo, aproximadamente entre a 4ª e a 5ª costelas, 3 e meio a 5 cm abaixo da clavícula. O Ponto 23 está uns 2,5 cm distante do ponto 22, em direção ao braço. **(Figura 5.5)** Em geral, esses pontos são muito sensíveis. Use uma estimulação suave, não uma pressão forte. Espirale o nó do dedo na pequena área – uma depressão onde o nó se ajusta bem. Espirale no sentido anti-horário para soltar.

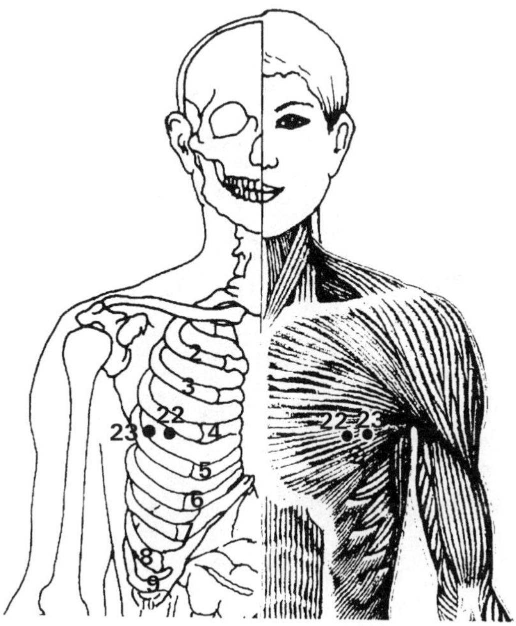

Figura 5.5 Pontos no Peito.

2. Varra o vento da área do coração espiralando a mão acima dele no sentido anti-horário e em seguida movimentando a mão sobre o meridiano do coração em direção ao braço esquerdo. Normalmente, você pode sentir

a energia densa, quente ou pruriente saindo do coração; dirija-a para o solo. O vento sairá pelas pontas dos dedos, especialmente do médio e do mínimo. O aluno também pode se concentrar nesses dedos enquanto exala todo possível excesso de calor do pericárdio, também direcionando-o para a Terra. O pericárdio é como um sistema de refrigeração do coração.

3. Examine o lado direito do peito. Embora o vento preso nesse lado afete pouco o coração, se você não o soltar, mais tarde ele pode deslocar-se para o lado esquerdo. Trabalhe sobre os pontos 22 e 23 nesse lado e depois varra o vento pela mão direita.
4. Com os nós dos dedos, solte a área do esterno, massageando diretamente as costelas e entre elas, especialmente na área em torno do coração. **(Figura 5.6)** Em mulheres, massageie em torno do seio, movendo-o para o lado para trabalhar sobre as costelas debaixo dele. Ao trabalhar sobre o esterno, como ele é macio, não pressione muito. Em geral, você encontrará a área com problema perto do coração, podendo sentir uma espécie de inchaço como a superfície de um balão.

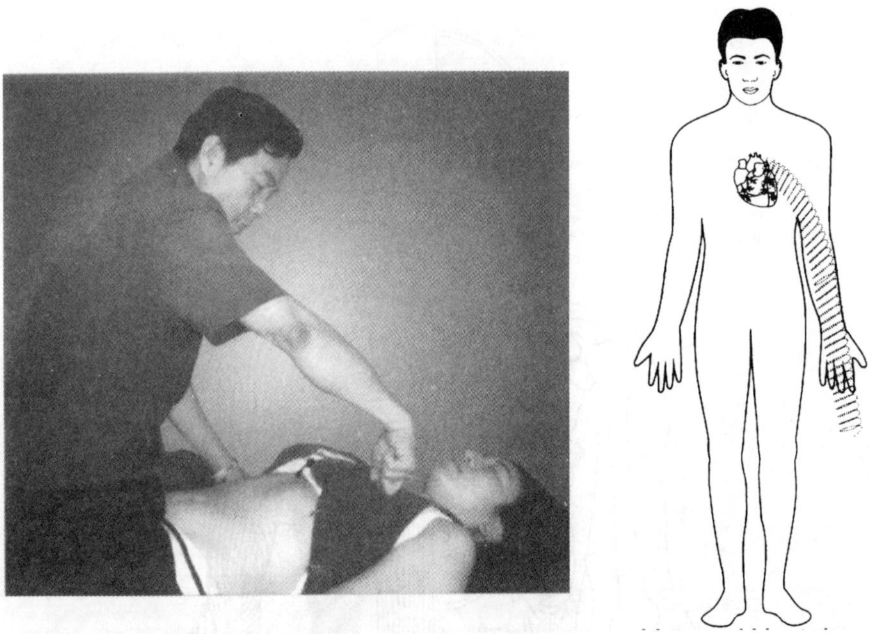

Figura 5.6 Massageie o Esterno com os Nós dos Dedos e Ventile o Vento Doente para a Mão Esquerda e Daí para Fora.

5. Varra o vento pelo lado esquerdo do peito e através do braço esquerdo.

OBSERVAÇÃO: Se a área do peito estiver muito sensível, use a ponta, não o nó do dedo.

D. As Pernas

1. Para encontrar o ponto 53 do joelho, posicione a palma da mão sobre a linha média acima do joelho do aluno. O dedo indicador esticado deve quase tocar o espaço acima da rótula. Você encontrará o ponto estendendo o polegar para dentro da perna e prendendo o músculo interno da coxa. **(Figura 5.7)**

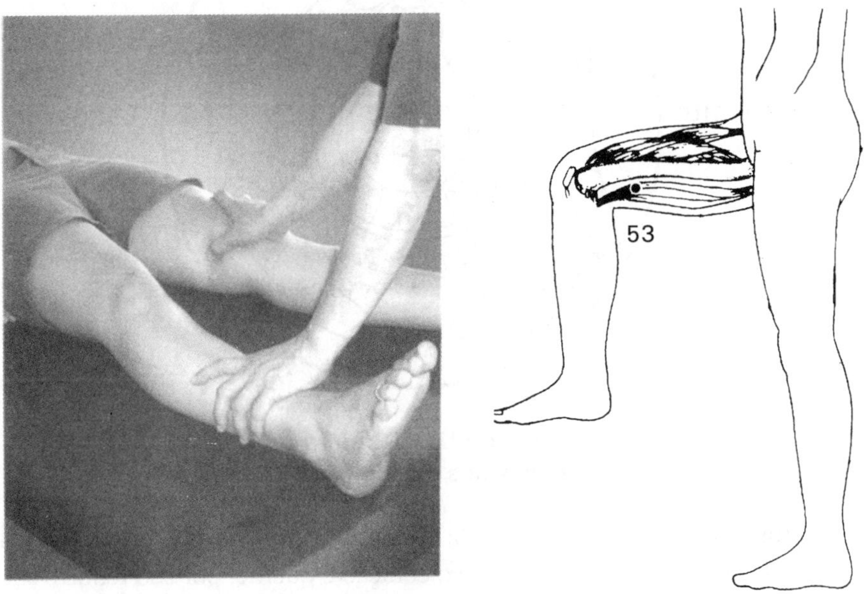

Figura 5.7 Ponto nas Pernas.

2. Varra o vento para baixo.
3. Repita o procedimento na outra perna.

SEGUNDO VENTO
Vento que Ataca a Língua, a Mandíbula, os Olhos e a Cabeça

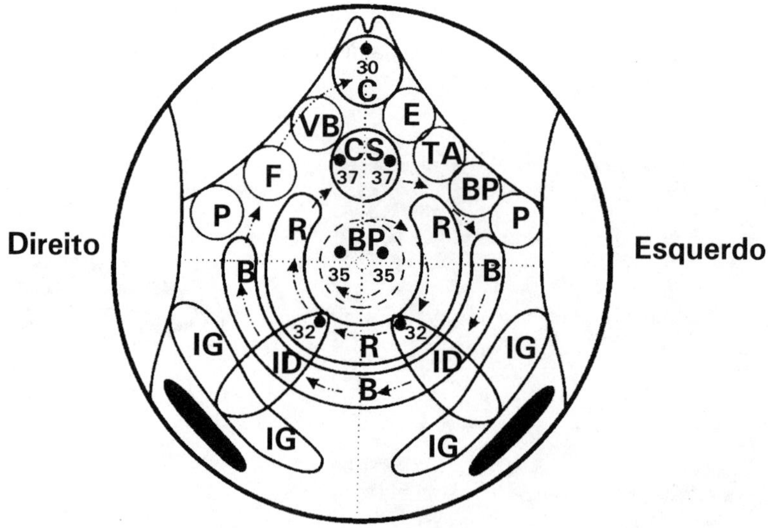

Figura 5.8 Os Pontos do Umbigo para o Segundo Vento são os mesmos do Primeiro Vento.

O tratamento para este vento é a continuação do trabalho para o primeiro vento. O vento que ataca o fígado e o coração é quente, por isso tende a subir para a garganta, paralisando a raiz da língua e afetando a mandíbula, os olhos e a cabeça. Esse vento também pode atingir o sistema nervoso central. Isso é o que muitas vezes acontece durante os ataques cardíacos, quando as pessoas não conseguem falar. Esse vento costuma surgir quando a pessoa fica muito irritada, tensa ou sob forte *stress*. O tratamento também é útil quando o aluno é muito emotivo ou tem baixa auto-estima.

A. O Queixo

1. Solte a raiz da língua massageando a região macia sob o queixo.
2. Pressione o ponto 15 embaixo do queixo e então deslize lentamente as polpas dos polegares pelo osso da mandíbula, até o fim, e volte ao ponto inicial. Pressione os polegares atrás e contra o osso. **(Figura 5.9)** Esse lugar pode acumular muitas emoções e estar muito dolorido. Repita essa manipulação de nove a dezoito vezes. Esse procedimento pode

soltar a língua depois de um ataque cardíaco, quando houver comprometimento da fala.

3. Force os ventos para os braços do aluno.

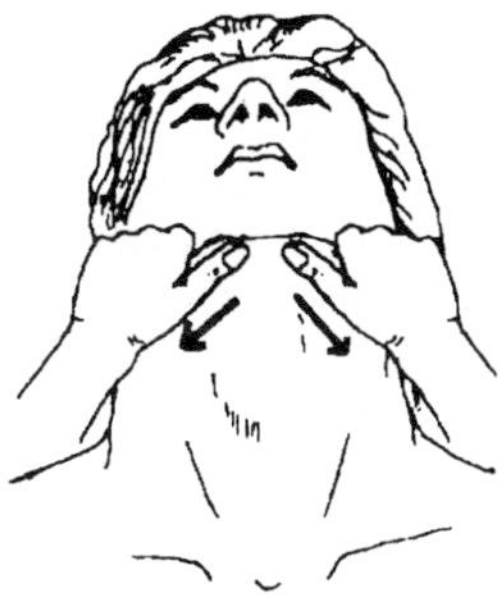

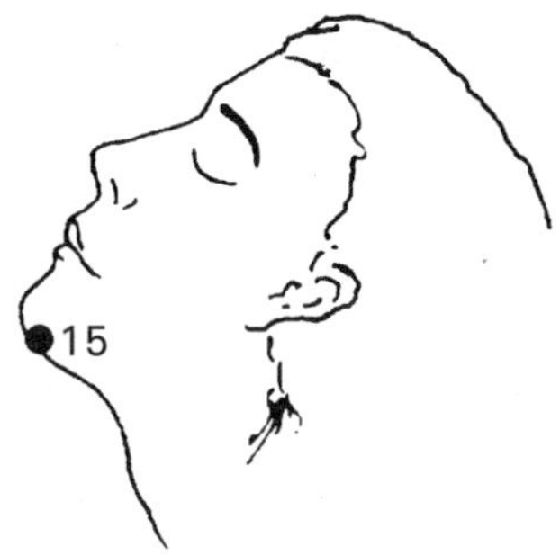

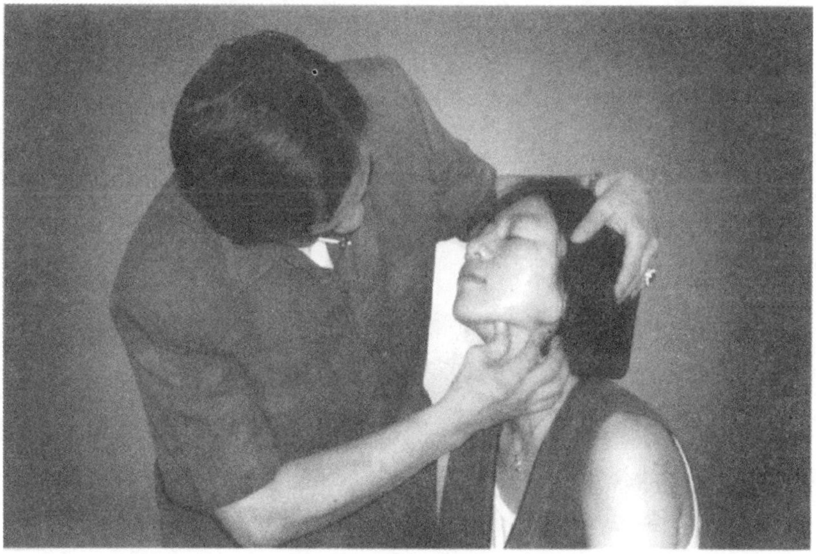

Figura 5.9 Liberando a Área do Queixo.

B. A Mandíbula

Quando este vento está presente, a mandíbula fica tensa e apertada e muitas vezes há um histórico de pesadelos. As pessoas por ele afetadas normalmente travam a mandíbula ou rangem os dentes, principalmente durante a noite. Várias sessões possibilitam a liberação da mandíbula e o alívio da síndrome da articulação temporomandibular (ATM) (trismo).

O excesso no fígado é freqüentemente a causa dessa condição. É importante eliminar as toxinas e o vento do fígado, conforme foi explicado para o primeiro vento, antes de trabalhar diretamente sobre a mandíbula. Do contrário, o vento surgirá no fígado e os problemas voltarão a se manifestar.

1. Peça ao aluno que aperte e solte suavemente a mandíbula, cerrando os dentes. Assim você pode localizar o músculo entre os maxilares superior e inferior. (**Figura 5.10**)

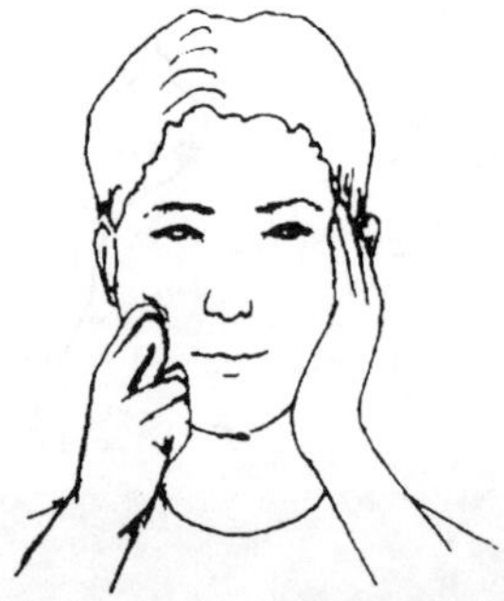

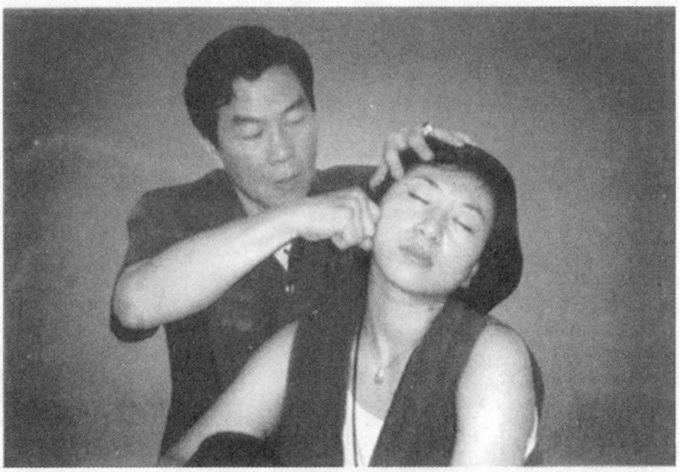

Figura 5.10 Massagem no Músculo entre os Maxilares Superior e Inferior.

2. Apóie o rosto com a outra mão e massageie o músculo enquanto o aluno abre várias vezes a mandíbula. Esse ponto pode estar muito dolorido. Trabalhe nos dois lados da mandíbula até sentir que os músculos tensos se soltam. Você pode trabalhar em um lado de cada vez ou em ambos simultaneamente.
3. Com o nó do dedo, pressione o ponto 13 localizado logo abaixo do lóbulo da orelha, na borda da mandíbula. (**Figura 5.11**) Trabalhe nos dois lados.

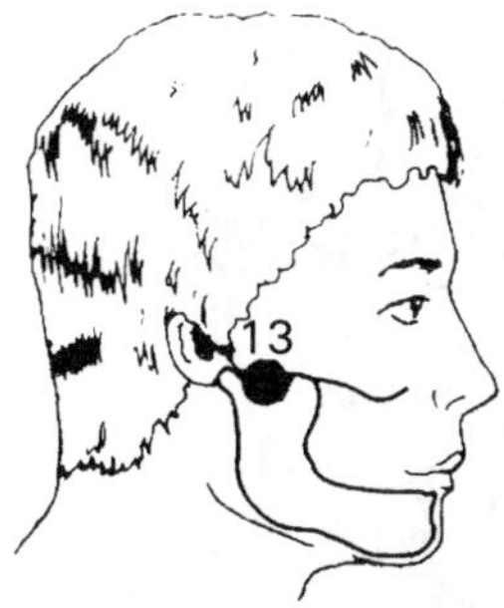

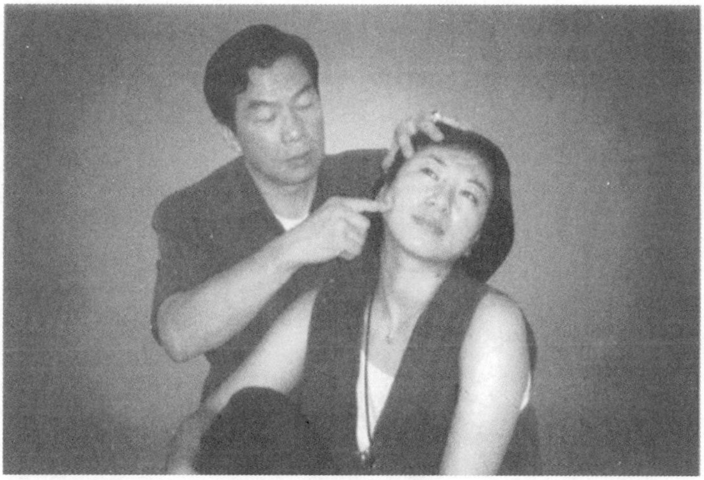

Figura 5.11 Pressão no Ponto 13 com o Dedo.

4. Enquanto trabalha, peça ao aluno que emita silenciosamente o Som do Fígado para facilitar a liberação do vento. ("SHHHHH". Para mais detalhes, ver Apêndice I.)

C. A Cabeça e os Olhos

Com o nó do dedo, massageie os pontos do rosto indicados a seguir, com um pequeno movimento em espiral. (**Figura 5.12**) Esses pontos são antídotos particularmente eficazes para enxaquecas e irritações ou dores nos olhos. Aplique o ponto do nó a um ângulo de 90° com relação ao rosto ou à cabeça.

1. Ponto 2 na frente do crânio, sobre a linha central acima da linha do cabelo.
2. Ponto 3 na região mediana da testa.
3. Ponto 4 entre as sobrancelhas.

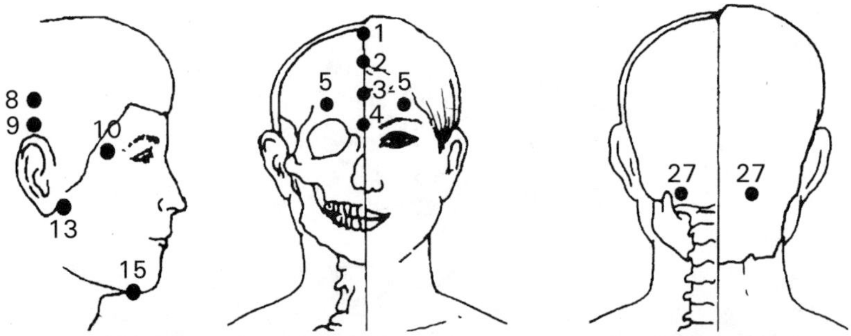

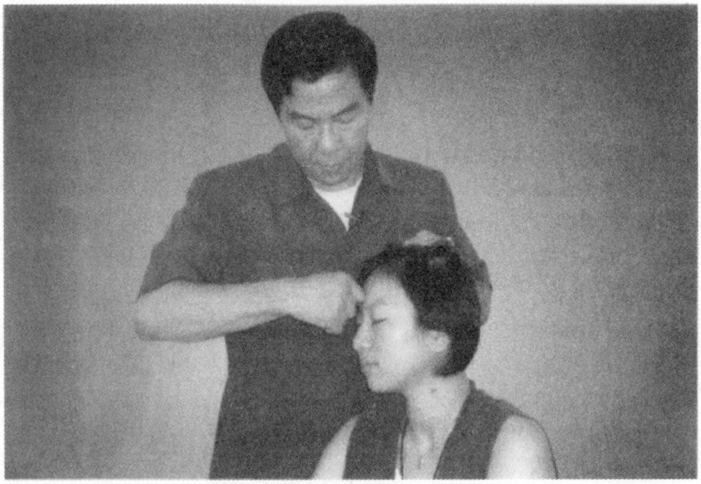

Figura 5.12 Massagem no Ponto 3.

4. Ponto 5 acima da porção mediana das arcadas superciliares, onde você encontra uma pequena depressão.
5. Com o polegar, libere toda a área ao redor da órbita ocular, seguindo o osso. Trabalhe lenta e suavemente, de dentro para fora. Essa massagem pode aliviar o calor, a vermelhidão, a dor e a secura dos olhos causados pelo vento do fígado. (**Figura 5.13**) Ela é também muito eficaz para olhos inchados que com freqüência acompanham as enxaquecas.
6. Faça o aluno virar a cabeça para o lado oposto ao que você vai trabalhar e apóie a cabeça com a outra mão. Localize o ponto 10 na têmpora, logo além do osso orbital, na borda externa do osso. (**Figura 5.14**) A sensação será de um buraco, de um vale ou reentrância. Comece soltando-o suavemente com os dedos e então, lenta e cuidadosamente, introduza o nó do dedo. Espirale acompanhando a exalação do aluno. Trabalhe no lado oposto e depois nos dois lados simultaneamente.

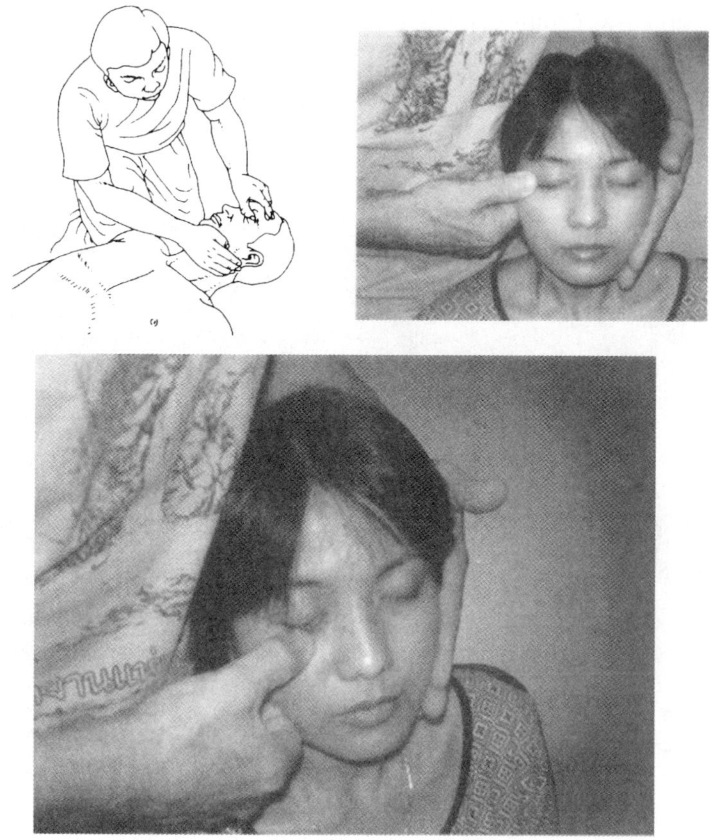

Figura 5.13 Massagem na Órbita Ocular.

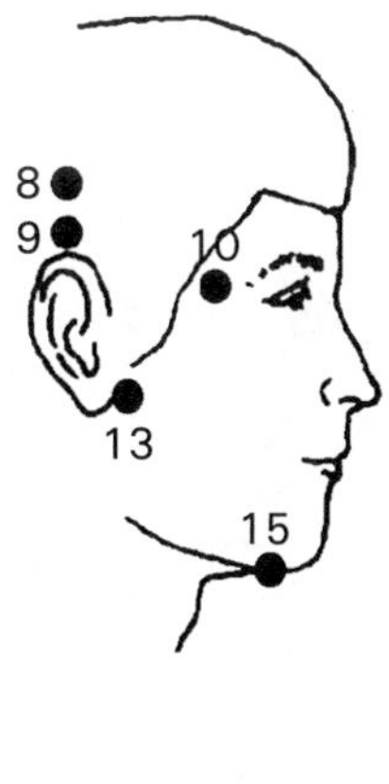

Figura 5.14

7. Os pontos seguintes, 8 e 9, estão localizados diretamente acima do ápice e na linha central de cada orelha. Use o nó do dedo para massagear um ponto por vez e depois os dois lados ao mesmo tempo.
8. Faça o vento sair pelos braços do aluno.

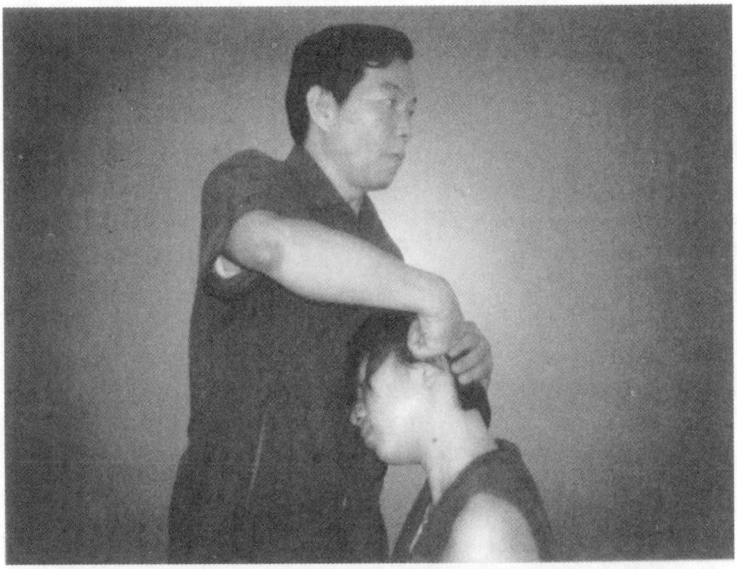

Figura 5.15 Massagem no Ponto 8 Acima da Orelha.

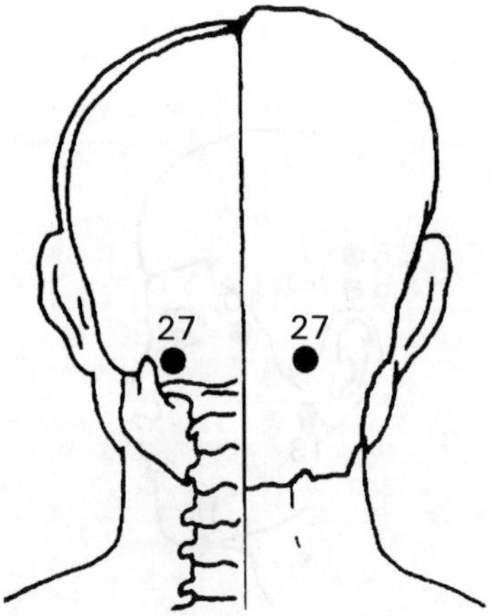

Figura 5.16

D. A Nuca

1. Massageie o ponto 27 (Poço do Vento) **(Figura 5.16)** com o nó do dedo. Para localizá-lo, procure uma pequena depressão na região central atrás do pescoço, acima da base do crânio, cerca de 3 cm acima da linha do cabelo. Você saberá que encontrou a depressão certa quando puder espiralar com o nó do dedo sem escorregar para fora do ponto.
2. Localize o lugar (ou lugares se houver mais de um) onde o cabelo forma caracóis, e massageie com o nó do dedo, soltando todo vento ou chi estagnado que esteja bloqueado ali.
3. Muitas vezes é possível sentir o vento saindo do crânio nesse ponto. Recolha-o fazendo um torvelinho com as mãos acima da cabeça e dirigindo-o para os braços, daí para as mãos e então para a Terra.

Ensine ao aluno esses pontos do rosto para estimulá-lo a praticar diariamente e de modo especial quando ele tiver algum problema nessa região.

TERCEIRO VENTO
Vento que Ataca os Rins

Este vento é causado por hábitos alimentares inadequados, como ingerir em excesso alimentos que produzem frio (isto é, bebidas geladas, sorvetes, comida congelada ou fria apenas tirada da geladeira e frutas verdes) e não mastigar corretamente. Ele sempre começa no intestino delgado, segue para os rins, daí para as orelhas e se acumula na cabeça. Quando fica retido no cérebro, este vento pode atacar os nervos, causando tremor nos olhos e dor de dente.

O intestino delgado está situado sobre os rins. O excesso de energia fria contrai os rins, provoca espasmos dos músculos psoas e força a espinha na direção da coxa. Isso interrompe o fluxo de energia e provoca dores nas costas. Levar o excesso de calor do coração para os músculos psoas e para os rins relaxa e aquece a região lombar.

Equilibrando os elementos fogo e água do corpo (calor e frio) cria-se harmonia em todo o sistema. Ensine ao seu aluno a Meditação do Lótus, com o

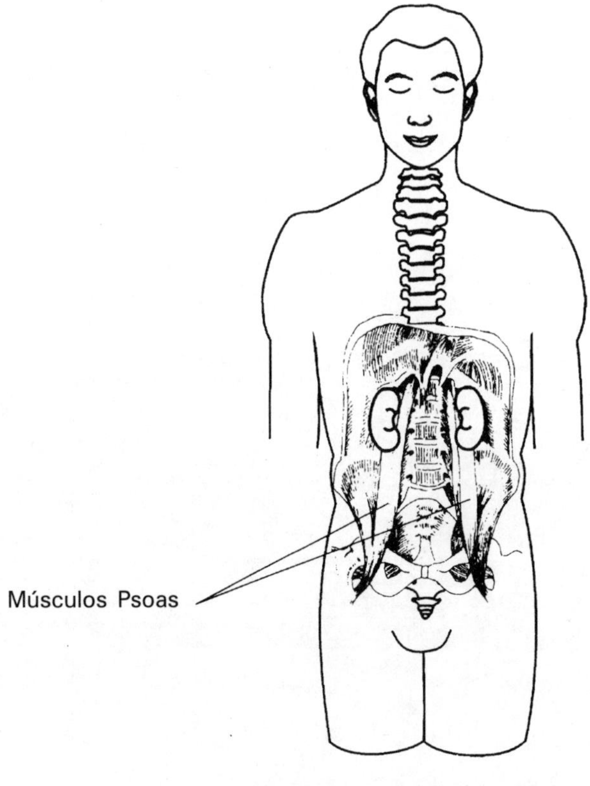

Figura 5.17 Músculos Psoas.

objetivo de usar a energia de fogo do coração para aquecer os rins e a energia de água fria dos rins e da terra para reduzir o excesso de calor no coração. A simples quantidade e fluxo apropriados de água e de fogo no corpo ajudarão a transformar o *stress* acumulado na mente e no corpo em sensação de bem-estar.

A. Meditação do Lótus

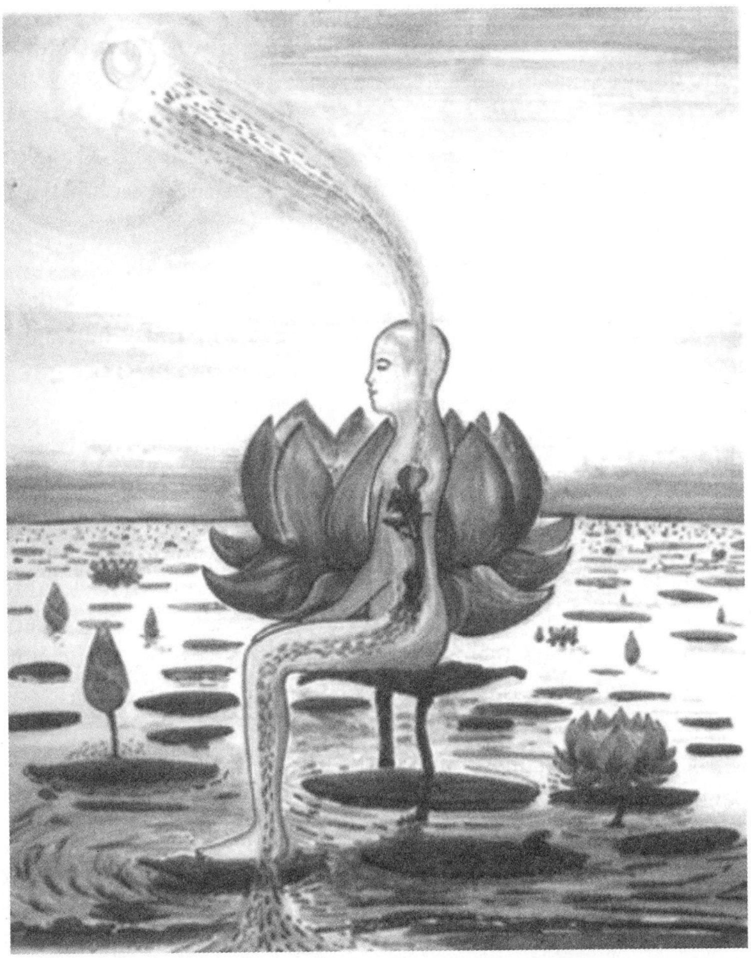

Figura 5.18 Lótus/Coração/Rim. Paisagem Onírica da Energia.

Imagine o coração como uma flor de lótus vermelha e o pericárdio (a membrana reguladora do aquecimento que envolve o coração) como as folhas flutuantes do lótus. Visualize os rins como bulbos semelhantes a cachos ou redes onde as hastes das folhas e a flor de lótus se unem. Num lago ou num açude existem naturalmente várias plantas de lótus que se unem e enraízam na lama. Dos rins (bulbos dos rins/cachos), visualize as raízes descendo pelas pernas e penetrando no lodo. (**Figura 5.18**)

Através dessa paisagem onírica do corpo e do lótus imergindo na natureza, sinta essas qualidades de energia no seu corpo. Sinta o vínculo sustentador com as mesmas qualidades do vermelho e da energia dourada que nos vem do Sol e do universo, e também a energia azul da água que vem da terra e da natureza. Sinta a energia vermelha quente do coração e o vermelho e amarelo/ouro que vêm de cima. Sinta ainda a energia azul e fria da água dos rins e a refrescante energia azul da água que procede da terra.

1. Respirando profundamente no baixo-ventre, visualize o coração como uma flor de lótus vermelha, os rins como as raízes dessa flor e a coluna como a haste que as une.
2. Sinta as raízes do lótus se estendendo no leito do lago, absorvendo a quantidade exata de nutrientes da terra molhada. Visualize a flor abrindo ao sol para receber a energia dele (fogo). Sinta a coluna saudável e flexível como o caule que conecta as duas energias. Sinta a harmonia do fogo e da água, yang e yin, masculino e feminino.
3. Inale para o coração, absorvendo o calor do sol, sentindo-o descer, entrar pela coroa da cabeça; misture-o com o amor, a alegria e a felicidade do coração (lótus vermelho). Dirija essa energia amorosa e quente do coração para o ponto oposto a ele, no centro da coluna (o ponto entre as omoplatas, entre T5 e T6 (**Figura 5.19**) enquanto inala lentamente. Então exale (emitindo o som do coração, "HAUUU") a energia quente ao longo da espinha (caule do lótus) até os rins frios, aquecendo-os e aquecendo também os músculos psoas com o calor amoroso do coração.
4. Veja os rins como bulbos que alimentam o lótus, com raízes que descem pelas pernas e chegam às plantas dos pés, onde entram em contato com a energia azul e calmante da água.
5. Inale para os rins, sentindo as raízes do lótus descendo pelas pernas até as plantas dos pés. Com a inalação, absorva a energia azul da água, que é fria, calmante e nutridora, através das solas dos pés, e faça-a subir até os rins. Sinta a energia suave, calma e tranqüilizadora dos rins misturando-se com a fria e sedativa energia azul da água que chega através das pernas. Exale com o som dos rins, "TCHIUUU". Enquanto exala, envie essa energia para cima, através da espinha (caule), até o coração.
6. Alterne a inalação para o coração e para os rins desse modo algumas vezes.

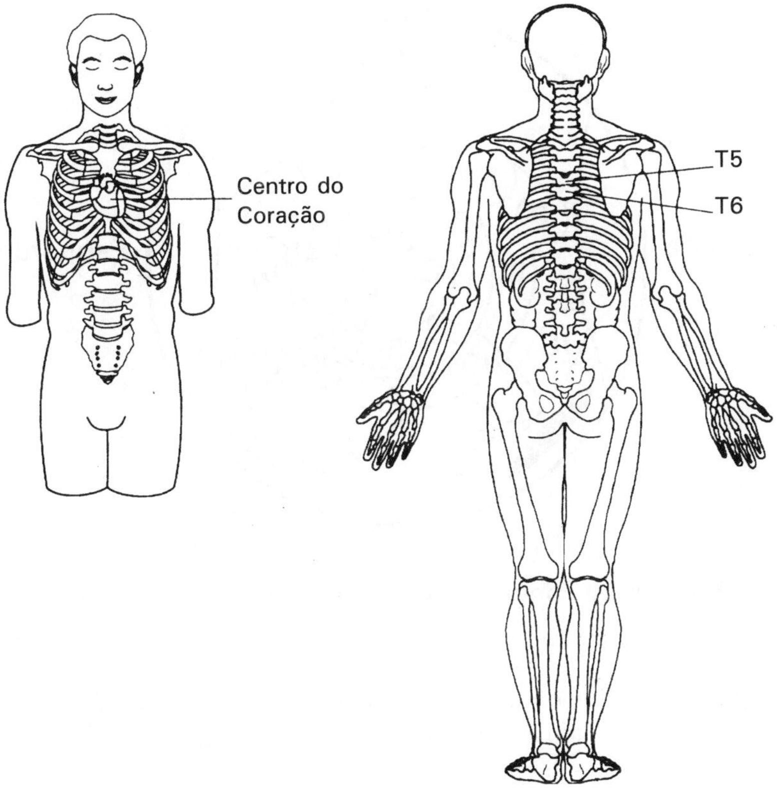

Figura 5.19 T5 e T6.

7. Relaxe, respire normalmente e desloque a atenção do coração para os rins e dos rins para o coração ao longo da coluna. Sorria agradecido aos rins, à espinha e ao coração.

(Para uma descrição mais detalhada da meditação do lótus, consulte o livro *Tao Yin B07.*)

B. Pontos do Umbigo para o Vento dos Rins

Solte o intestino delgado. Durante o trabalho com o cotovelo no umbigo do aluno, este pode queixar-se de dores no pescoço enquanto o vento se movimenta. Use o cotovelo para pressionar os seguintes pontos. **(Figura 5.20)**

Esses pontos não são exatos. São as áreas mais gerais onde você encontra tensão, caroços, *stress*. Mantenha o cotovelo até soltar a tensão. Sinta o cotovelo dentro do abdômen e preste atenção à expressão no rosto do aluno.

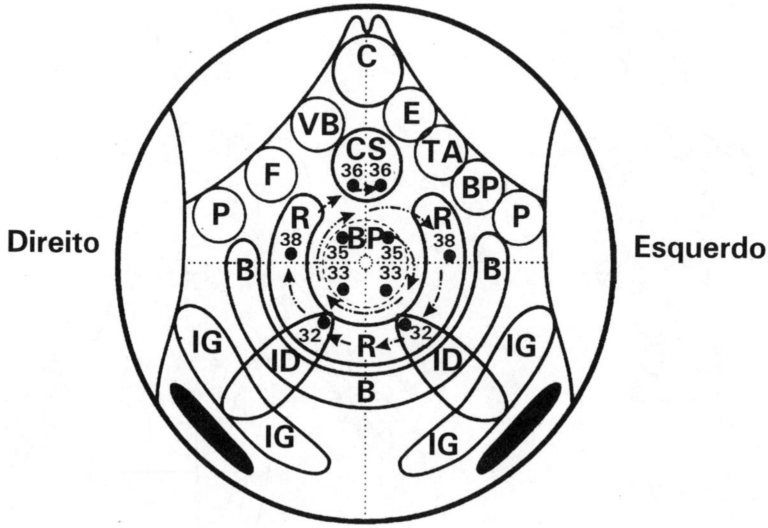

Figura 5.20 Pontos do Umbigo para o Terceiro Vento.

1. Ponto 35 localizado logo acima do umbigo, no lado esquerdo.
2. Ponto 33 localizado logo abaixo do umbigo, no lado esquerdo.
3. Ponto 33 no lado direito.
4. Ponto 35 no lado direito.
5. Ponto 38 localizado ao lado do umbigo do aluno, no lado esquerdo. Esse ponto alivia o vento que causa dor nas costas.
6. Ponto 32 localizado abaixo do umbigo na direção para fora do corpo, no lado esquerdo.
7. Ponto 32 no lado direito.
8. Ponto 38 no lado direito.
9. Ponto 36 localizado acima do umbigo levemente em direção à lateral do corpo, no lado direito.
10. Ponto 36 no lado esquerdo.
11. Varra pelo ponto 53. Às vezes a energia doente fica presa no ponto 53 da perna; por isso, solte esse ponto depois de trabalhar nos pontos do umbigo.

Lembre de varrer o vento depois de pressionar cada ponto.

C. A Cabeça

1. Pressione o ponto 8 com o nó do dedo, apoiando a cabeça com a outra mão. Este ponto localiza-se numa depressão à distância aproximada da

largura de um dedo acima da ponta da orelha. Trabalhe nos dois lados (**Figura 5.21**)

2. Em vez de ventilar o excesso de energia quente através dos braços e dos dedos, dirija o excesso de calor do coração para os rins. Quando levamos o excesso de calor do coração para baixo, o calor da cabeça também desce.

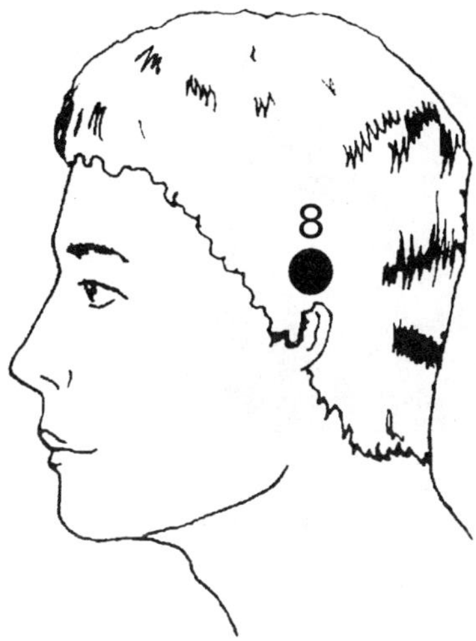

Figura 5.21 Ponto 8 na Cabeça.

D. As Pernas

1. Para encontrar o ponto 53 do joelho, posicione a palma da mão sobre a linha média acima do joelho do aluno. O dedo indicador esticado deve quase tocar o espaço acima da rótula. Você encontrará o ponto estendendo o polegar para dentro da perna e prendendo o músculo interno da coxa. (**Figura 5.22**)
2. Varra o vento para fora.
3. Repita o procedimento na outra perna.

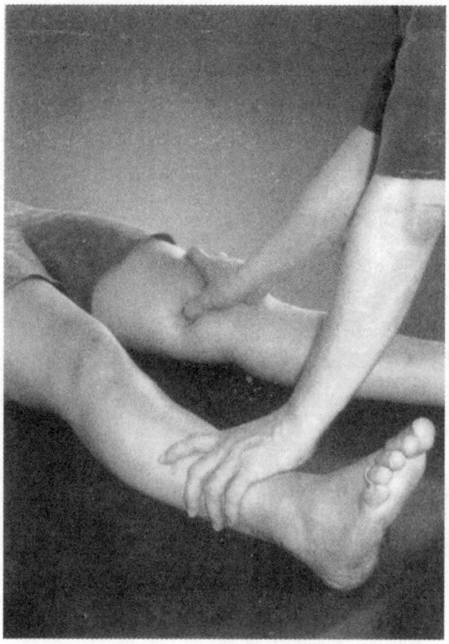

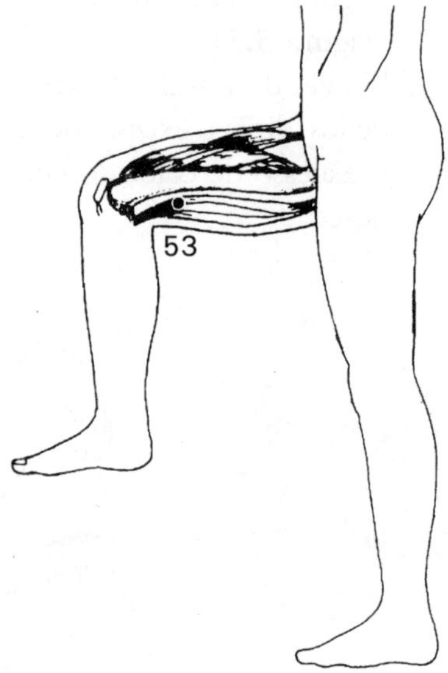

Figura 5.22 Ponto 53 nas Pernas.

QUARTO VENTO
Vento que Provoca Dores, Tensão, Fadiga e Incômodo em todo o Corpo e Ataca a Veia Cava, a Aorta e o Plexo Lombar

O quarto vento provoca uma sensação de fadiga, dores, tensões e incômodo em todo o corpo. Esse vento se forma devido à demasiada acidez presente no corpo. O excesso de acidez leva a uma produção exacerbada de muco, excelente hospedeiro de bactérias e vírus, e também congestiona os órgãos. Além disso, a acidez agride os tecidos conjuntivos, a cartilagem e os tendões e contrai o ducto biliar. A alcalinidade demasiada (muitos doces, frutas ou vegetais doces) sobrecarrega o pâncreas; por isso, é importante manter equilibrado o pH do corpo, alimentando-se corretamente. (Ver Capítulo 1, Ventos Gerados pela Alimentação.) É preciso mudar os hábitos alimentares e emocionais. *Stress* mental e aflição emocional constituem uma das principais causas de um metabolismo acidífero devido à superprodução de hormônios do *stress*, como a adrenalina e a insulina que são ácidos e saturam todo o sistema.

Esse vento também ataca o coração, provocando dor e azia. Quando se põe em movimento, ele chega à região do coração, sobe até o ombro esquerdo e desce pelo braço através do meridiano do pericárdio. Quando ataca o plexo lombar, ele se espalha por todo o sistema nervoso. A respiração abdominal e o arroto para soltar o chi preso ajudam muito a acalmar esse vento.

A. Pontos do Umbigo para o Quarto Vento

Com o cotovelo, pressione os pontos indicados a seguir. (**Figura 5.23**) Localize a tensão e mantenha a pressão no ponto até que a tensão solte e o vento saia. Fale com os ventos e mande-os para um abrigo melhor, a Terra!

1. Primeiro, o ponto 32, localizado logo abaixo do umbigo, no lado esquerdo.
2. Continue com o ponto 32, no lado direito.
3. Ponto 41 no lado direito.
4. Ponto 40 no lado direito.
5. Ponto 40, logo acima do osso ilíaco, no lado esquerdo.
6. Ponto 41, na extremidade inferior do osso ilíaco, no lado esquerdo.
7. Ponto 48, localizado na parte anterior da perna, no nível dos órgãos sexuais, no sentido da parte interna da coxa, lado esquerdo. Para este ponto, use a ponta dos dedos. (**Figura 5.25**)
8. Ponto 48 no lado direito.

Varra o vento depois de pressionar cada ponto.

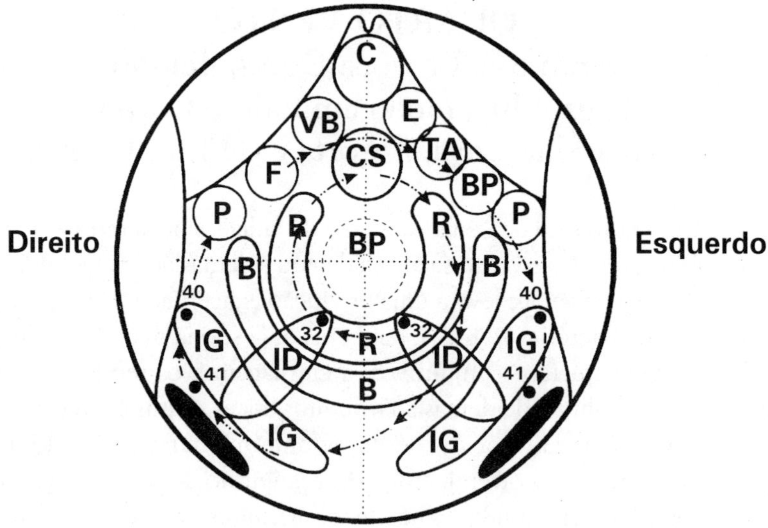

Figura 5.23 Pontos do Umbigo para o Quarto Vento.

B. O Tórax e os Ombros

Ao trabalhar sobre o tórax e os ombros, encontramos muitos nervos. "Respeite os nervos" ficando imóvel, e não tateando em torno deles.

Geralmente, esse vento afeta apenas o lado esquerdo; todos os pontos descritos a seguir se referem aos lados esquerdo e direito do corpo. Se o vento for para o lado direito, trabalhe também sobre os mesmos pontos no lado direito. Normalmente, é preciso trabalhar nos dois lados do corpo.

1. Com a aluna deitada de costas, massageie com os dedos o ponto 21, localizado abaixo da clavícula, e a área acima do seio esquerdo. (**Figura 5.25**) Os meridianos do coração e do pericárdio saem do coração e cruzam a porção superior do tórax, subindo até o ombro e descendo pelo braço esquerdo.
2. Peça à aluna que sente ou vire de lado. Com o cotovelo, pressione o ponto 20, localizado acima da clavícula, perto do pescoço. (**Figura 5.52**, página 107)
3. Com a mão em pinça, belisque com vigor o músculo trapézio, na região onde o pescoço encontra o ombro. Puxe e sacuda-o, massageando o músculo e os nervos embaixo dele para soltar a área.
4. Massageie o ponto 75 localizado na borda externa do ombro, na depressão no meio do músculo deltóide. (**Figura 5.24**) Levante o braço lentamente de modo a deixá-lo na horizontal.

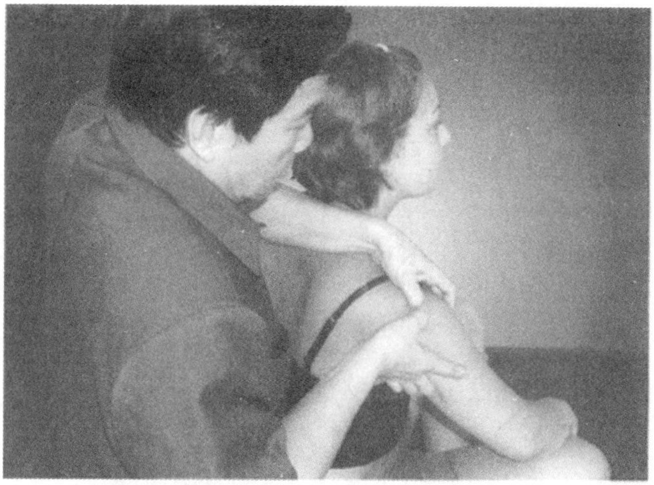

Figura 5.24 Massagem do Ponto 75.

5. Massageie o ponto 25, na axila esquerda. **(Figura 5.26)** Faça a aluna levantar o braço lentamente, enquanto você pressiona e localiza o ponto. A aluna força contra os seus polegares.
6. Com os dedos, massageie o meridiano do coração em toda a sua extensão, seguindo pela face interna do braço; pressione o ponto 77 na parte interna do cotovelo. **(Figura 5.27)**
7. Continue massageando o braço até a ponta do dedo mínimo. Aperte as extremidades laterais das unhas. **(Figura 5.27)**
8. Varra os ventos, fazendo-os sair pelo braço esquerdo.

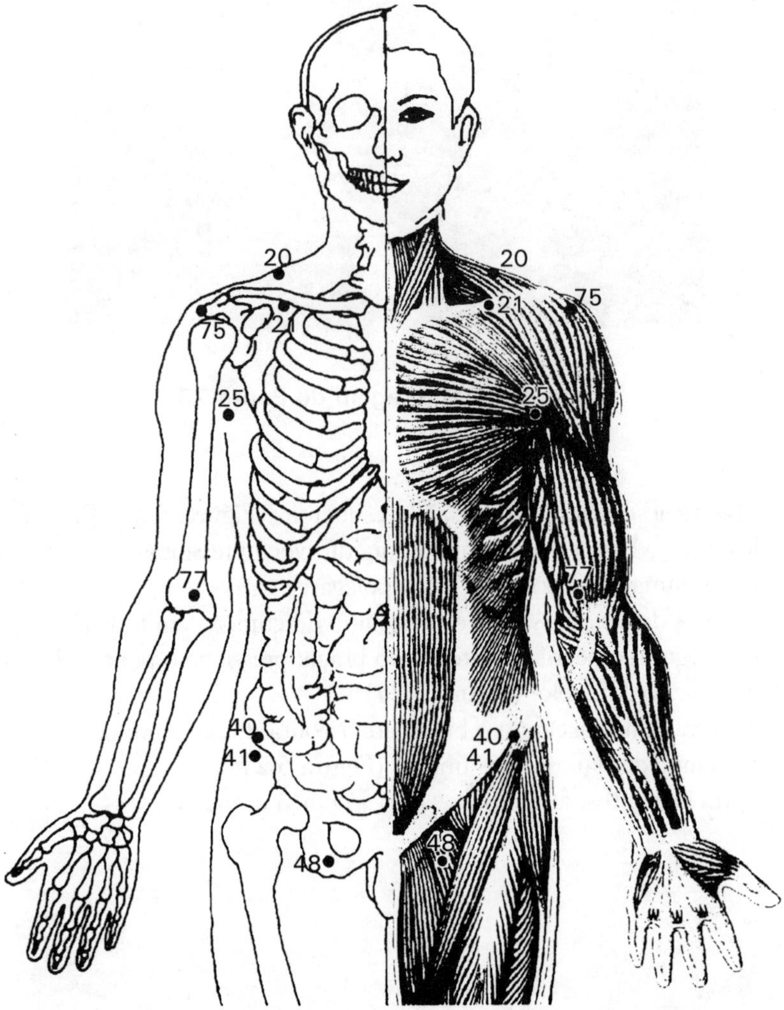

Figura 5.25 Pontos no Tórax e nos Ombros.

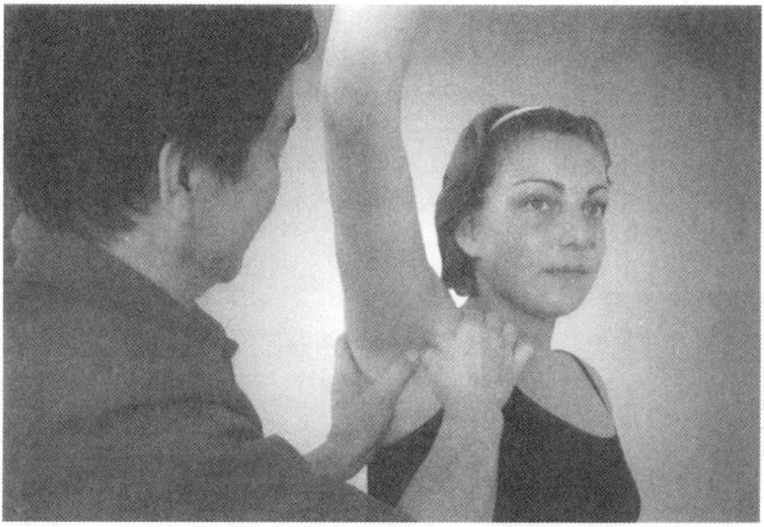

Figura 5.26 Massagem do Ponto 25 com Ambos os Polegares.

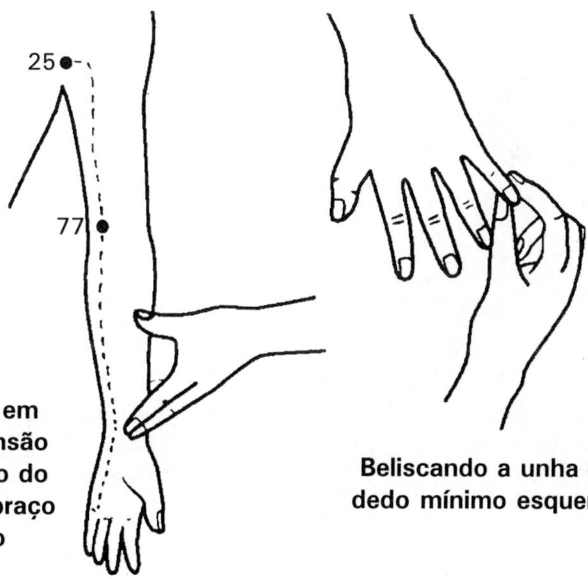

Figura 5.27

C. As Pernas

1. Pressione os pontos 69 ou 54, localizados atrás da rótula.
2. Trabalhe sobre o ponto 55, localizado na parte interna da perna, abaixo da articulação do joelho (**Figura 5.28**)
3. Com os dois polegares, pressione o ponto 66, rente ao osso do tornozelo, na face interna do pé.
4. Varra o vento, fazendo-o descer pela perna.

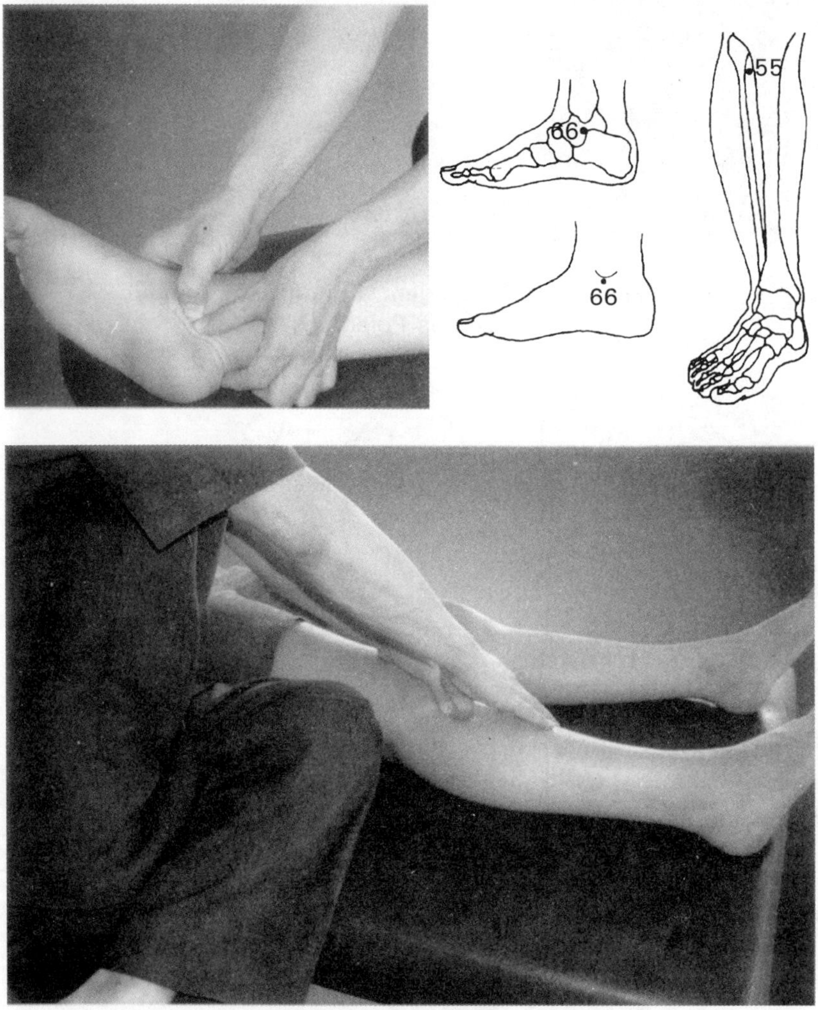

Figura 5.28

D. As Costas

1. Peça à aluna que vire, para que você possa trabalhar nas costas. Pressione com o cotovelo o ponto 45, no espaço entre o sacro e o ilíaco. Vibre o seu braço e force ligeiramente o osso ilíaco em direção às nádegas para soltar a tensão nessa área. (**Figura 5.56**, página 111)
2. Varra o vento para as pernas.
3. Lembre-se de varrer o vento depois de pressionar o ponto 69, atrás dos joelhos, em ambas as pernas.

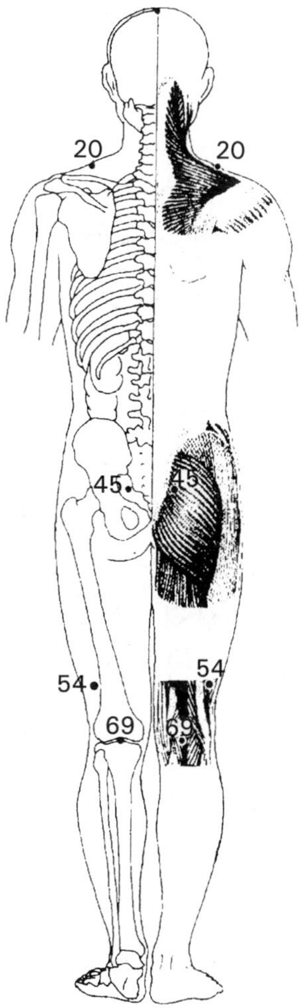

Figura 5.29

QUINTO VENTO
Vento que Deixa o Abdômen Rígido, Duro, Contraído e Suscetível à Dor

Este vento se forma no intestino delgado e provoca dores agudas em sua passagem pelo meridiano do fígado. É provável que o lado superior direito do abdômen fique inchado. Esse vento é causado pela alimentação e pelas emoções e sempre começa nos intestinos. É preciso eliminá-lo antes do intestino delgado e em seguida do fígado.

Quando os intestinos estão intumescidos com vento, trabalhe inicialmente para limpar o intestino grosso, e depois o intestino delgado, o fígado e a vesícula biliar com as técnicas apresentadas no primeiro livro de CNT. Ao sentir os nós e emaranhados se soltarem, aplique os cotovelos.

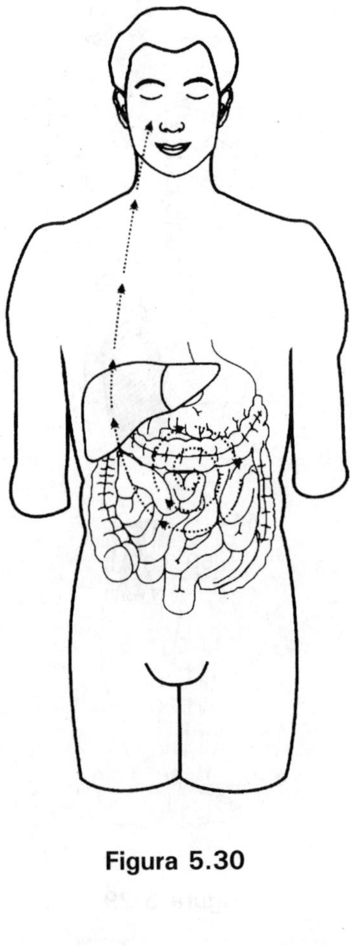

Figura 5.30

A. Pontos do Umbigo para o Quinto Vento

Com o cotovelo, pressione os pontos indicados a seguir.

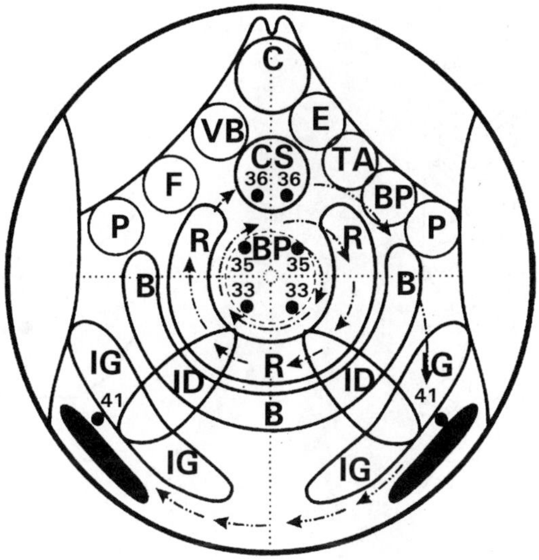

Figura 5.31 Pontos do Umbigo para o Quinto Vento.

1. Ponto 35 no lado esquerdo.
2. Ponto 33, localizado logo abaixo do umbigo, no lado esquerdo.
3. Ponto 33 no lado direito.
4. Trabalhe sobre o ponto 35, localizado logo acima do umbigo, no lado direito.
5. Ponto 36, localizado acima do umbigo, ligeiramente para a lateral do corpo, no lado direito.
6. Ponto 36 no lado esquerdo.
7. Ponto 41, localizado na extremidade inferior do quadril, no lado esquerdo.
8. Ponto 41 no lado direito.

Lembre-se de varrer o vento depois de pressionar cada ponto.

B. A Coroa e o Períneo

1. Com o nó do dedo, pressione o ponto 1 na coroa, na interseção da linha traçada entre o ponto mais alto da orelha e a linha média do nariz. Ao pressionar esse ponto, oriente o aluno a se conectar com o períneo e a

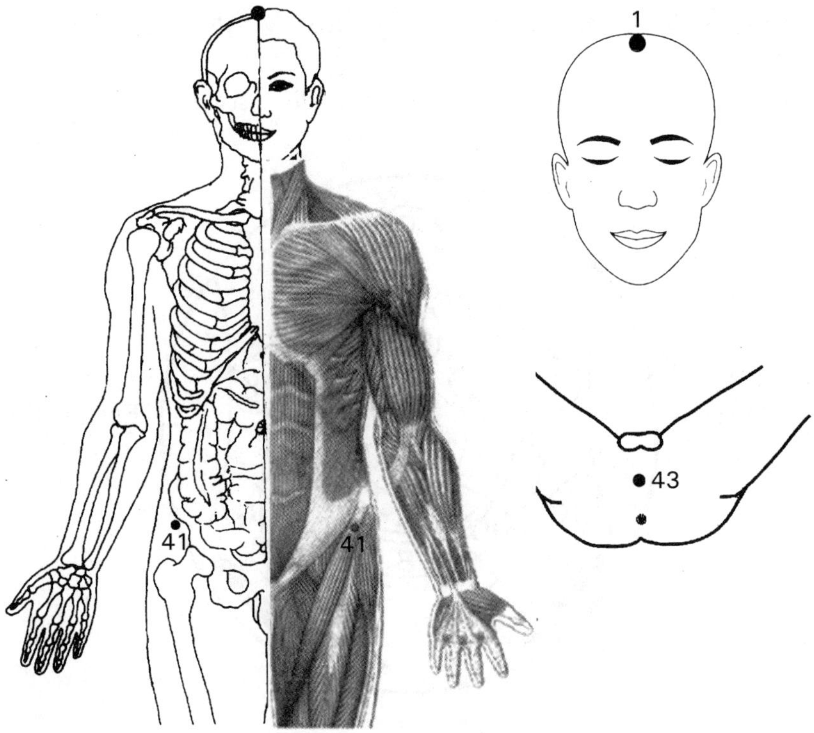

Figura 5.32 Pontos na Área Inguinal, na Coroa e no Períneo.

contraí-lo ligeiramente. Ou posicione o nó no ponto 1 e espirale e mantenha, espirale e mantenha, enquanto o aluno mantém e pressiona o ponto 43 com o dedo médio.

2. Pressione o ponto 43 (Hui Yin) ou peça ao seu aluno que ele mesmo faça isso. É recomendável cobrir o aluno com um lençol ou com uma toalha na região dos genitais, para que ele tenha a sensação de privacidade durante o trabalho sobre esse delicado ponto. Ensine o aluno a contrair a boca e os lábios até ficarem bem franzidos e a contrair o ânus sentindo e apertando as partes da frente, de trás, do meio, da esquerda e da direita do ânus. É no ponto Hui Yin que toda energia yin e doente se acumula.
3. Varra e ventile da cabeça para os braços e daí para fora; varra e ventile do ponto 43 para baixo e para fora pelas pernas.
4. Incentive o aluno a massagear o períneo em casa diariamente enquanto pratica exercícios de contração do ânus e pressiona a coroa pelo tempo que a tensão no abdômen persistir.

C. As Pernas

1. Pressione o ponto 57, localizado na parte interna da perna, abaixo da articulação do joelho, com o cotovelo ou com os polegares. Se quiser, use um pouco de óleo aqui. (**Figura 5.33**)

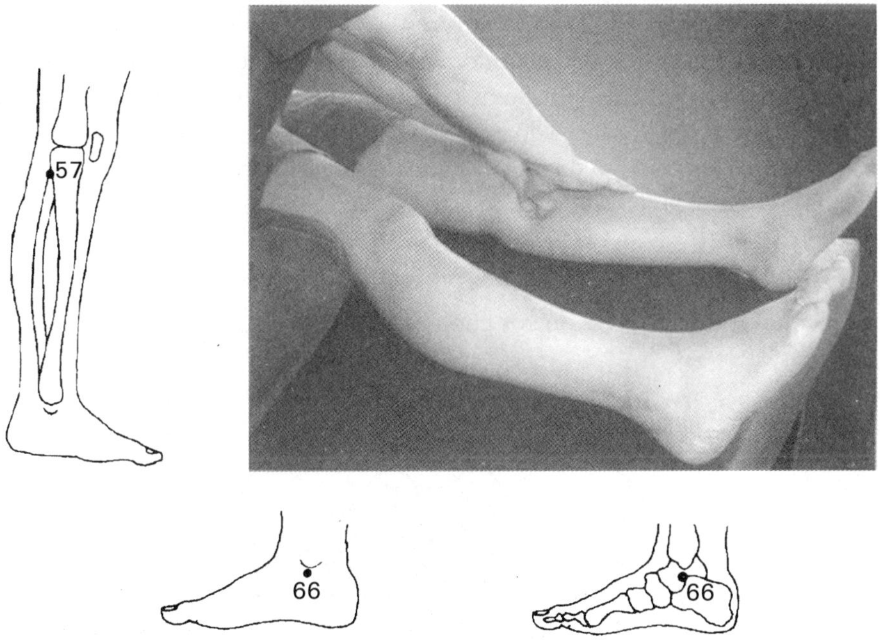

Figura 5.33 Pontos nas Pernas e nos Pés.

2. Trabalhe sobre o ponto 66, logo abaixo do osso do tornozelo no lado interno do pé. Force para baixo e para fora com os polegares. (**Figura 5.33**)
3. Varra o vento pelas pernas.

SEXTO VENTO
Vento que Provoca Cãibras

Este vento causa cãibras e tensão nas pernas, nas costas e no pescoço. As cãibras geralmente começam no abdômen, mas afetam o sistema nervoso e os músculos. Quando este vento está presente, há muita rigidez e dor.

As cãibras criadas por este vento resultam de problemas com o fluxo do sangue que volta ao coração quando as veias, especialmente a veia cava, estão congestionadas. Por exemplo, se as pernas ficam muito frias, os músculos se contraem, obstruindo o fluxo do sangue e causando cãibras. Eliminando o vento, o inchaço diminui e o fluxo adequado do sangue se restabelece.

A. Pontos do Umbigo para o Sexto Vento

Com o cotovelo, pressione os pontos indicados a seguir

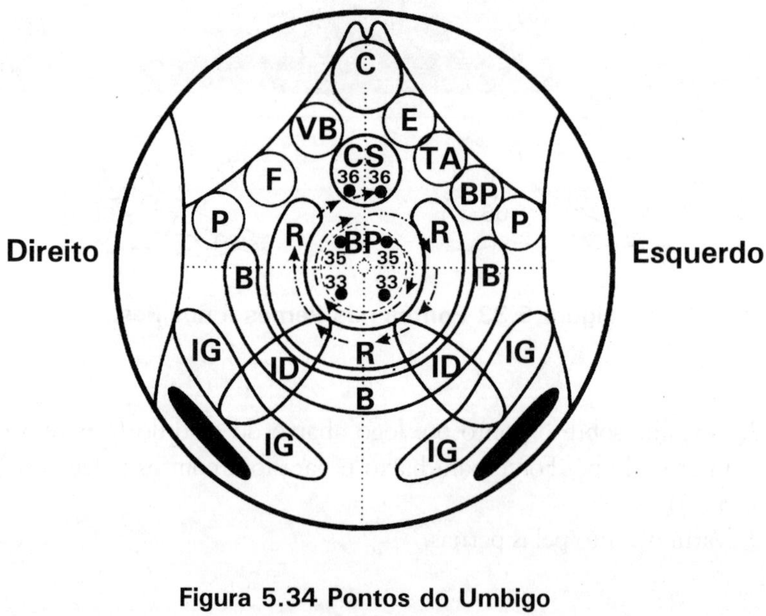

Figura 5.34 Pontos do Umbigo para o Sexto Vento.

1. Ponto 35 no lado esquerdo.
2. Ponto 33, localizado logo abaixo do umbigo, no lado esquerdo.
3. Ponto 33 no lado direito.
4. Ponto 35, localizado logo acima do umbigo, no lado direito.

5. Ponto 36, localizado acima do umbigo, ligeiramente na direção dos lados do corpo, no lado direito.
6. Ponto 36 no lado esquerdo.

Lembre-se de varrer o vento depois de pressionar cada ponto.

B. O Rosto

1. Com o polegar, pressione o ponto 15 na depressão embaixo do queixo, atrás da mandíbula. (**Figura 5.35**) Pressione na direção da língua.

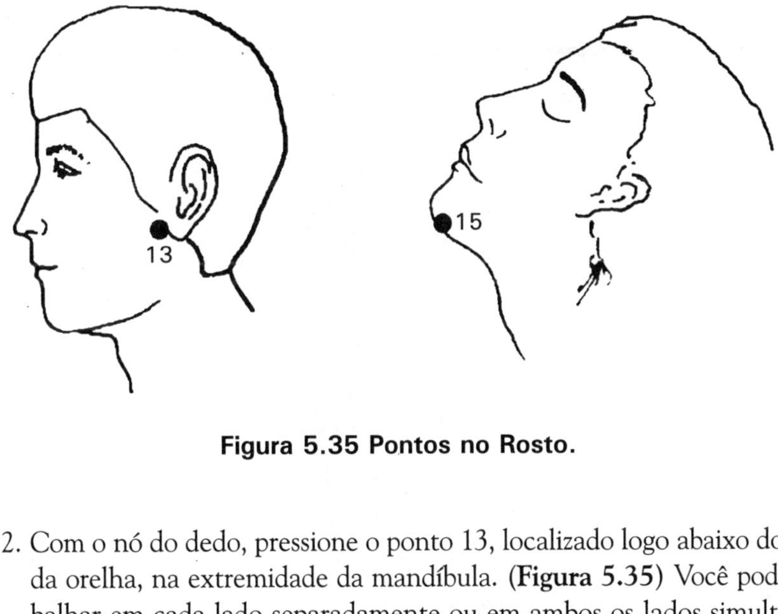

Figura 5.35 Pontos no Rosto.

2. Com o nó do dedo, pressione o ponto 13, localizado logo abaixo do lobo da orelha, na extremidade da mandíbula. (**Figura 5.35**) Você pode trabalhar em cada lado separadamente ou em ambos os lados simultaneamente.
3. Varra a energia doente para fora pelos braços.

C. As Pernas

1. Estique a barriga das pernas e os tendões de Aquiles do aluno forçando os pés na direção do umbigo e movimentando-os circularmente; mantenha a tensão no músculo da panturrilha. (**Figura 5.36**)
2. Varra os ventos para baixo.
3. Peça ao aluno que se vire. Com o cotovelo, trabalhe sobre o ponto 69, atrás dos joelhos, na dobra do músculo embaixo do joelho. (**Figura 5.37**)

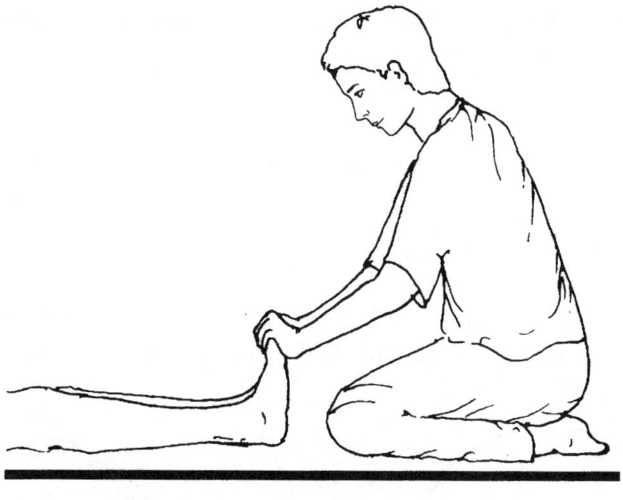

Figura 5.36 Alongando as Panturrilhas.

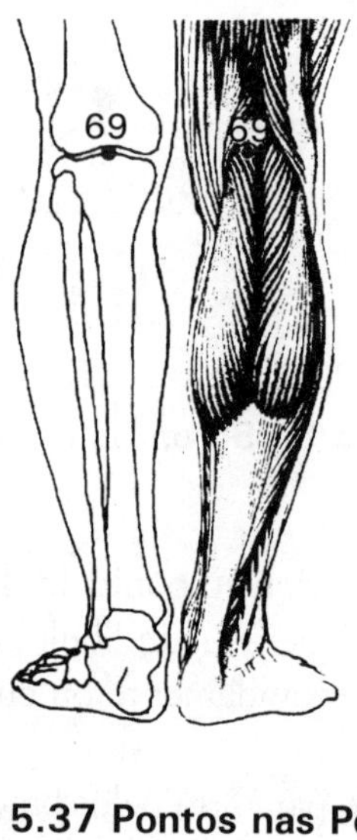

Figura 5.37 Pontos nas Pernas.

4. Varra os ventos pelas pernas.
5. O aluno deve continuar o trabalho em casa, forçando os dedos dos pés na direção do umbigo, esticando os calcanhares até enrijecer as pernas, e em seguida relaxando e exalando. Sustentar-se sobre os dedos dos pés e balançar para trás sobre os calcanhares, levantando os dedos, pode ajudar a aliviar a congestão, pois esse exercício promove o fluxo do sangue para os músculos das panturrilhas.

D. Técnica da Percussão

Esta técnica alivia a estagnação atrás dos joelhos, dos cotovelos e de outras articulações, como a face interna dos tornozelos e dos pulsos. (**Figura 5.38**)

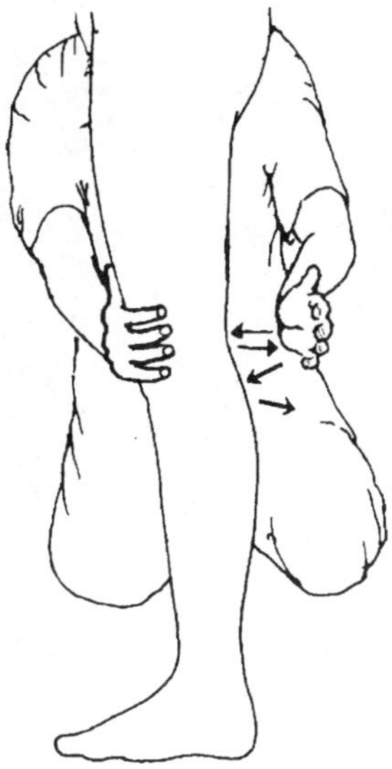

Figura 5.38 Técnica da Percussão.

1. Firme a perna estendida, o braço, o pulso ou o tornozelo com uma leve flexão na articulação. Com a palma aberta, dê rapidamente pequenas pancadas atrás da articulação. Isso pode provocar uma sensação aguda e picante e mesmo algumas marcas e vermelhidão que se dissiparão quando o sangue estagnado volta a ser reabsorvido pelo corpo. Esta técnica pode ser dolorosa, mas é muito eficaz para estimular e restabelecer o fluxo livre do sangue oxigenado saudável e limpo nas articulações. **Preste atenção: não trabalhe sobre veias varicosas.** Recomende ao aluno que não tome banho nem molhe a área durante 12 horas. A área batida não deve ser tocada posteriormente.
2. Varra os ventos para baixo.
3. Depois do tratamento, o aluno deve fazer a dança do macaco. (**Figura 5.39**) Deitado de costas, ele levanta os braços e as pernas na direção do teto e os agita enquanto respira profundamente pelo abdômen. Isso ajuda a circulação sanguínea e o fluxo linfático. Esta é uma prática diária para movimentar o sangue estagnado.

4. O riso abdominal profundo, conhecido como “bater o tambor interno”, também ajudará o aluno enquanto ele bombeia o abdômen, ativando o fluxo do sangue, da linfa e do chi e massageando todos os órgãos internos.

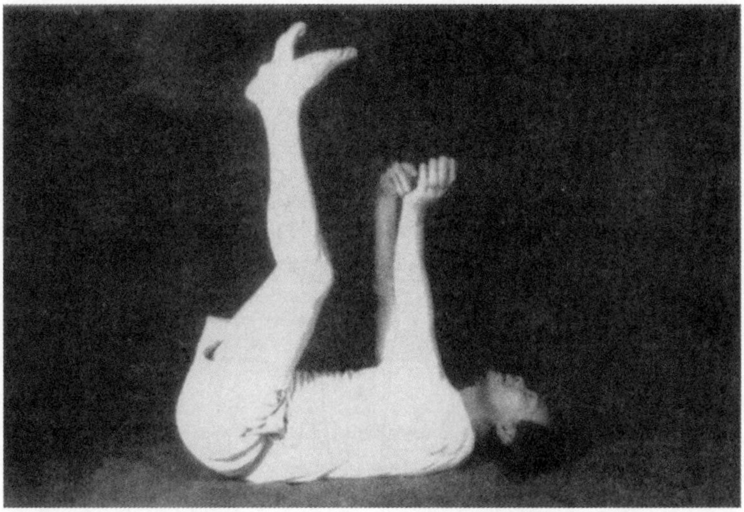

Figura 5.39 Dança do Macaco.

SÉTIMO VENTO
Vento que Ataca o Coração, Causando Tremedeira

Este vento começa nos intestinos e ataca o coração. Quando o coração esquenta demais, as mandíbulas enrijecem, todo o corpo pode tremer e, em casos extremos, o corpo fica paralisado. Às vezes, esses sintomas são erroneamente diagnosticados como Mal de Parkinson. Os intestinos abrangem uma área grande; quando este vento é forte e concentrado nos intestinos, ele atinge o coração diretamente. A ação sobre este vento favorece também o alívio de dores lombares.

A quantidade e o fluxo adequados das energias da água e do fogo no corpo é muito importante. Na natureza, o frio em excesso impede que a vida se desenvolva e o calor exacerbado queima tudo. O equilíbrio cria uma sensação de bem-estar.

A. Pontos do Umbigo para o Sétimo Vento

Com o cotovelo, pressione os pontos indicados a seguir.

1. Ponto 35, localizado logo acima do umbigo, no lado esquerdo.
2. Ponto 33, localizado logo abaixo do umbigo, no lado esquerdo.
3. Ponto 33 no lado direito.

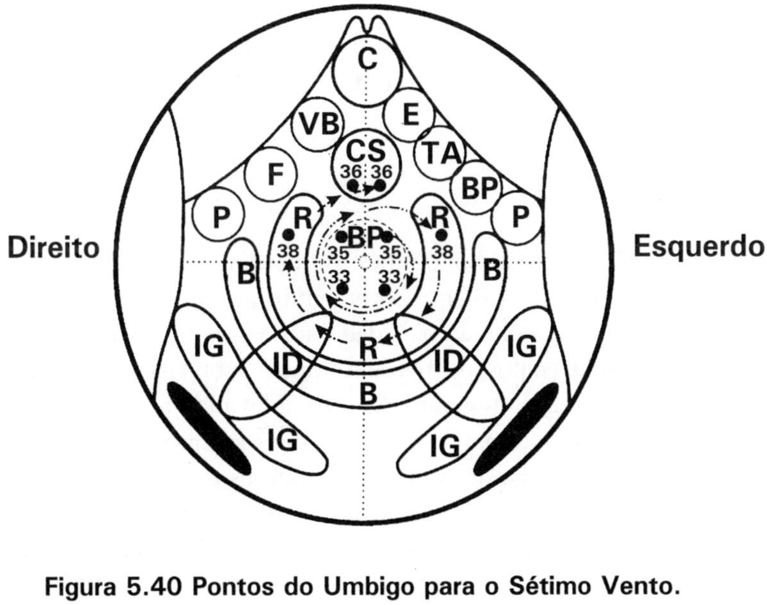

Figura 5.40 Pontos do Umbigo para o Sétimo Vento.

4. Ponto 35 no lado direito.
5. Ponto 38, localizado ao lado do umbigo, no lado esquerdo.
6. Ponto 38 no lado direito.
7. Ponto 36, localizado acima do umbigo, ligeiramente para os lados do corpo, no lado direito.
8. Ponto 36 no lado esquerdo.

Lembre-se de varrer o vento depois de pressionar cada ponto.

B. O Rosto

1. Com o nó do dedo, pressione o ponto 13, embaixo da orelha, na extremidade do osso da mandíbula, apoiando o rosto com a outra mão.
2. Varra a energia pelos braços.

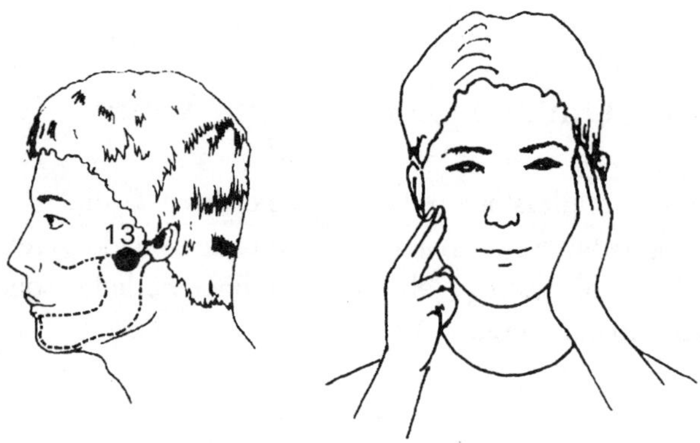

Figura 5.41 Ponto 13 no Rosto.

C. Os Pés

"Massageia sempre a sola dos pés e encontrarás ouro."

1. Pressione o ponto 74 (Fonte Borbulhante), localizado nas solas dos pés a 1/3 da distância da base do 2º dedo até o calcanhar. (**Figura 5.42**) Enquanto estimula o ponto, oriente o aluno a dobrar as pontas dos dedos na direção do umbigo enquanto ele inspira levando a energia fria e refrescante dos rins deste ponto no início do meridiano do rim. Peça-lhe que sinta a energia subindo pelas faces internas das pernas, passando pela parte posterior do períneo, daí para o baixo-ventre, envolvendo os rins e as glândulas supra-renais e fluindo para a área do coração logo abaixo da clavícula.

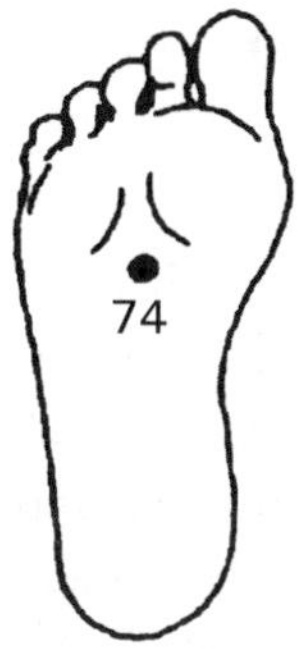

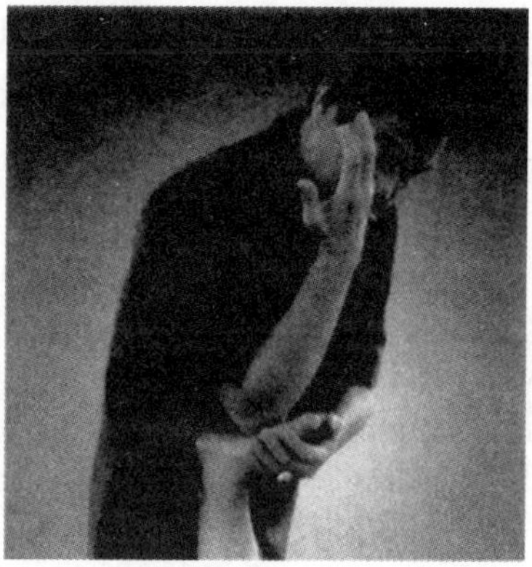

Figura 5.42 Fonte Borbulhante.

2. Enquanto varre o vento pelos pés, peça ao aluno que exale (com o som do coração) o excesso de calor do coração para os rins, daí para as costas e pernas, e para a terra através dos dedos. Os tremores devem ceder e enfraquecer imediatamente. A Meditação do Lótus apresentada no terceiro vento também é muito útil neste caso, pois ela usa a energia da água fria dos rins para reduzir o excesso de calor no coração.
3. Estimule o seu aluno a engolir a saliva e a arrotar com freqüência. Isso esfria o coração e umedece os órgãos superaquecidos.

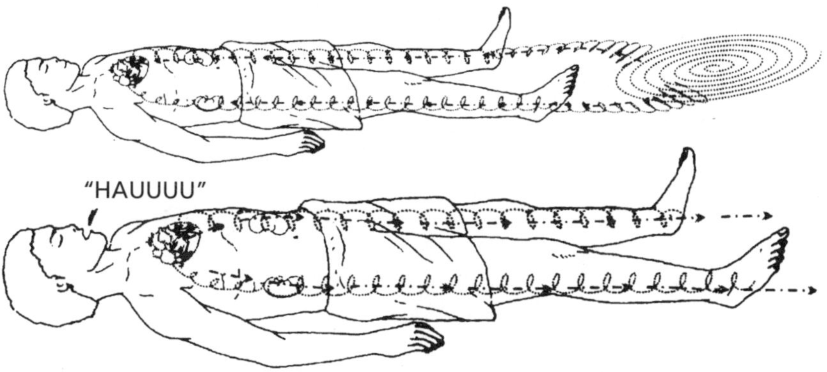

Figura 5.43 Exale o Excesso de Calor com o Som do Coração.

OITAVO VENTO
Vento que Provoca Dor no Peito

Este vento provoca dor no peito e nas costas e também erupções alérgicas. Ele surge em conseqüência do excesso de muco preso nas veias e artérias, e o baixo-ventre em geral dá a sensação de estar cheio de uma substância gelatinosa. Forma-se uma grande quantidade de muco quando o corpo contém excesso de ácido, por isso é importante que o aluno coma muitos alimentos alcalinos. (Consultar Capítulo 1, Ventos Gerados pela Alimentação.) Mastigar bem a comida e misturá-la com a saliva ajuda a ter uma boa digestão e a evitar os problemas criados por este vento. Deve-se mastigar tanto a ponto de poder "beber o alimento". Procure contar quantas vezes você normalmente mastiga um bocado; com base nessa contagem, mastigue duas ou três vezes mais até que o alimento sólido se torne líquido. O aluno deve também evitar alimentos aos quais é alérgico e, se possível, evitar áreas onde a poluição do ar é muito grande ou onde há altas concentrações de pólen se isso afetar o sistema dele. Ótimos resultados serão obtidos ajustando a acidez e a alcalinidade da dieta e limpando o cólon. Todos deveriam também aprender a beber a própria urina para eliminar do corpo o excesso de muco (ver o livro "Urinoterapia" [Urine Therapy], de Flora Peschek-Bohmer, publicado pela Healing Arts Press).

A. Pontos do Umbigo para o Oitavo Vento

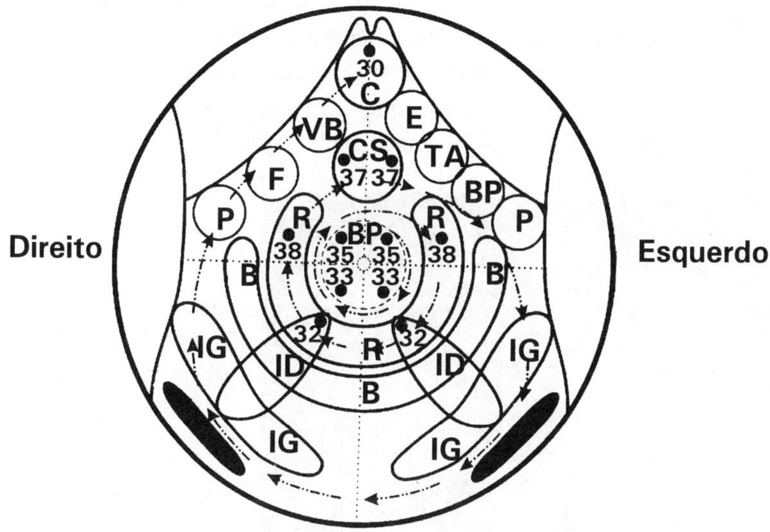

Figura 5.44 Pontos do Umbigo para o Oitavo Vento.

Com o cotovelo, pressione os pontos indicados a seguir.

1. Ponto 35, localizado logo acima do umbigo, no lado esquerdo.
2. Ponto 33, localizado logo abaixo do umbigo, no lado esquerdo. Este ponto (com o 38) é bom para aliviar dores nas costas.
3. Ponto 33 no lado direito.
4. Ponto 35 no lado direito.
5. Ponto 38, localizado ao lado do umbigo, no lado esquerdo.
6. Ponto 32, localizado abaixo do umbigo, no sentido externo do corpo, lado esquerdo.
7. Ponto 32 no lado direito.
8. Ponto 38 no lado direito.
9. Ponto 37 numa linha acima do umbigo, no lado direito.
10. Ponto 37 no lado esquerdo.
11. Ponto 30, localizado embaixo da extremidade inferior do esterno. Não pressione na ponta do esterno, pois ela é muito delicada.

Lembre-se de varrer o vento depois de pressionar cada ponto.

B. O Peito

1. Massageie toda a área do peito. Afrouxe toda a caixa torácica com a base da palma. Mantenha a palma num lugar e espirale e vibre com vigor. Em

seguida, trabalhe com o nó do dedo entre e sobre as costelas, sustentando a caixa torácica com a outra mão. Em mulheres, trabalhe ao redor dos seios, movendo-os para o lado para trabalhar nas costelas que estão embaixo deles. A região do peito pode ser muito dolorosa devido ao grande número de emoções (isto é, raiva, tristeza, inveja, depressão, etc.) nela armazenadas. Peça ao aluno que continue respirando para a área para que a dor e as emoções possam ser liberadas.

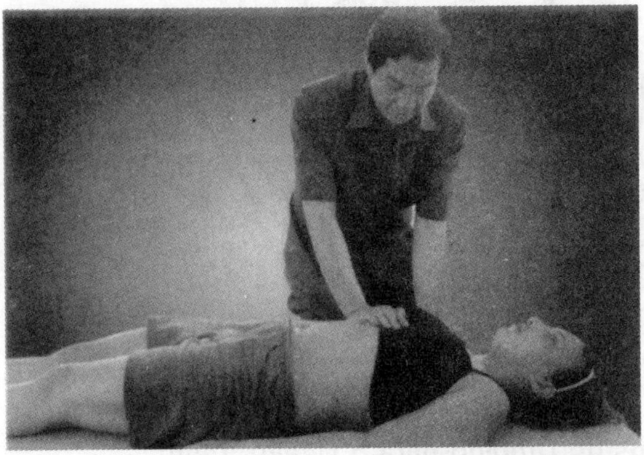

Figura 5.45
Solte a Caixa Torácica Vibrando-a com a Base da Mão.

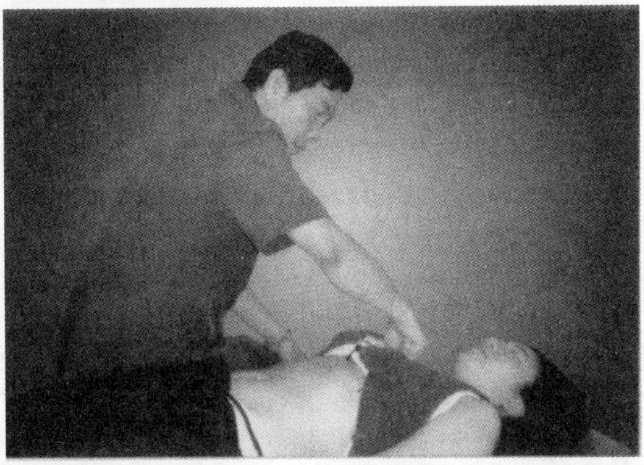

Figura 5.46
Massageie o Esterno com o Nó do Dedo.

2. Trabalhe sobre o esterno com o nó do dedo. A ponta do esterno é muito delicada, por isso pressione apenas de leve.
3. Varra o vento pelos braços.

NONO VENTO
Vento que Provoca Cansaço nas Pernas e nos Pés

Este vento provoca muita dor e cansaço nas pernas e nos pés. Quando as pernas estão cansadas, os ventos em geral se acumulam no peito e no abdômen, causando tensão nos órgãos e no músculo psoas. Quando o psoas está tenso, ele provoca um doloroso desalinhamento da região lombar e da pélvis. Com o tempo, os músculos perdem a capacidade de voltar à posição natural.

A. Pontos do Umbigo para o Nono Vento

Use o cotovelo para pressionar os seguintes pontos.

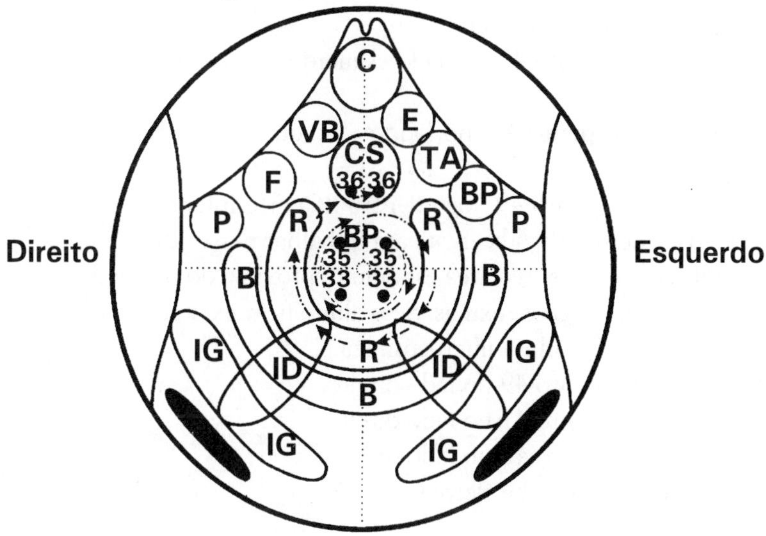

Figura 5.47 Pontos do Umbigo para o Nono Vento.

1. Ponto 35, localizado logo acima do umbigo, no lado esquerdo.
2. Ponto 33, localizado logo abaixo do umbigo, no lado esquerdo.
3. Ponto 33 no lado direito.
4. Ponto 35 no lado direito.
5. Ponto 36, localizado acima do umbigo, ligeiramente para o lado externo do corpo, no lado direito.
6. Ponto 36 no lado esquerdo.

Lembre-se de varrer o vento depois de pressionar cada ponto.

B. O Peito

1. Com o nó do dedo, pressione o ponto 22, localizado logo acima do mamilo. Nas mulheres, você pode encontrar o ponto acima dos seios, aproximadamente entre a 4ª e a 5ª costelas, de 3 a 5 cm abaixo da clavícula.
2. Varra o ponto 22 no lado oposto.
3. Varra o vento pelos braços.

C. A Região Inguinal

Muitos vasos sanguíneos passam por esta região. A ação sobre esses pontos restabelece a circulação adequada do sangue e solta os nervos. Essa área é muito sensível, por isso seja cuidadoso com o cotovelo. Muitas pessoas, especialmente mulheres, têm muitas emoções e culpa presas na área abaixo do umbigo e especialmente na virilha. Quando os músculos psoas estão em boas condições, esta região não é dolorida.

1. Pressione o ponto 40, no lado esquerdo, logo acima do osso do quadril. **(Figura 5.48)**
2. Pressione o ponto 41, no lado esquerdo, na ponta inferior do osso do quadril.
3. Pressione o ponto 49, logo dentro da parte inferior do osso pélvico, no lado esquerdo. Peça licença para trabalhar nesse ponto e trabalhe-o com muito respeito, pois a área está muito próxima do osso pubiano e portanto perto dos órgãos sexuais. Se o aluno ficar excitado, ajude-o a dirigir a energia para a órbita microcósmica.
4. Pressione o ponto 49 no lado direito.
5. Pressione o ponto 41 no lado direito.
6. Pressione o ponto 40 no lado direito.
7. Varra os ventos pelas pernas.

D. As Pernas

Os pontos a seguir devem ser pressionados com as pontas dos dedos.

1. Trabalhe sobre o ponto 63, localizado logo acima do osso do tornozelo, na face interna da perna.
2. Trabalhe sobre o ponto 66, localizado imediatamente abaixo do osso do tornozelo, na face interna do pé.
3. Trabalhe sobre o ponto 55, localizado na frente da perna, abaixo do joelho, entre os dois ossos. **(Figura 5.28**, pág. 84)
4. Trabalhe sobre a outra perna.
5. Varra o vento pelas pernas.

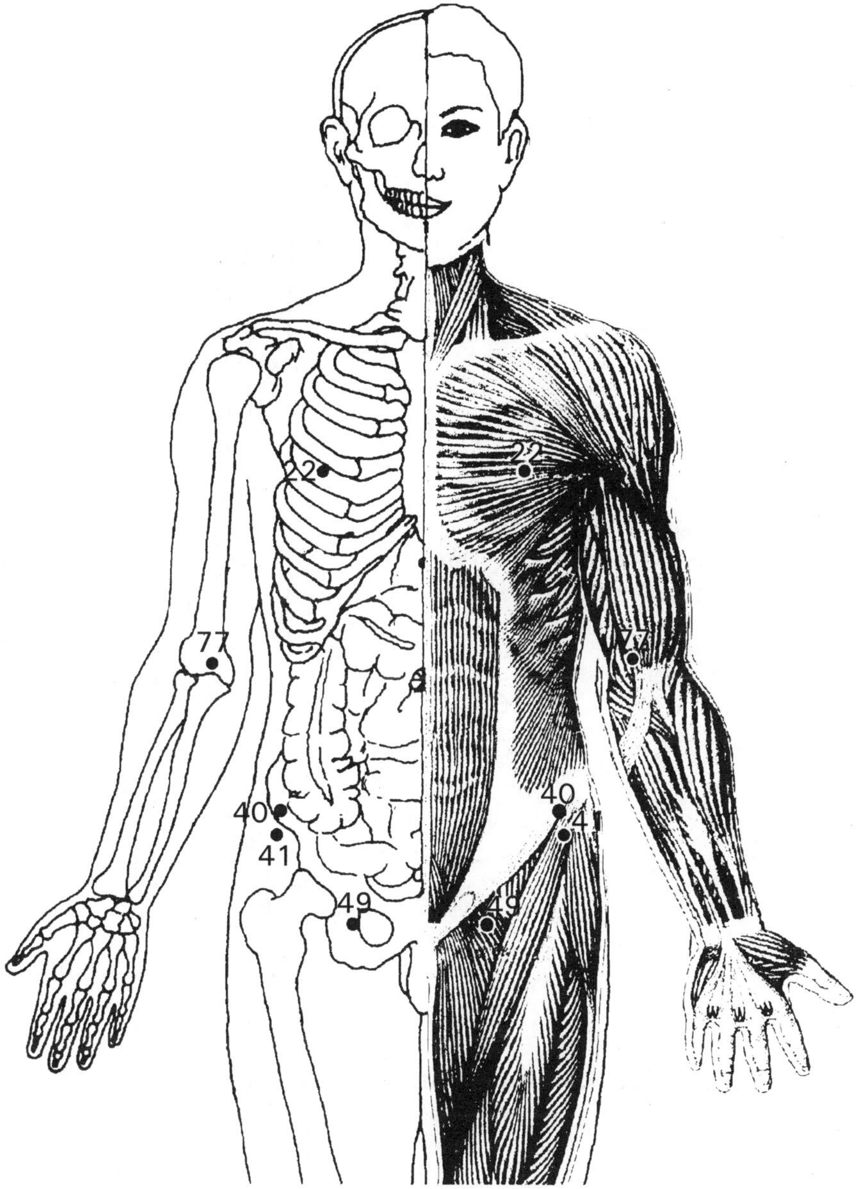

Figura 5.48 Pontos no Peito e na Região Inguinal.

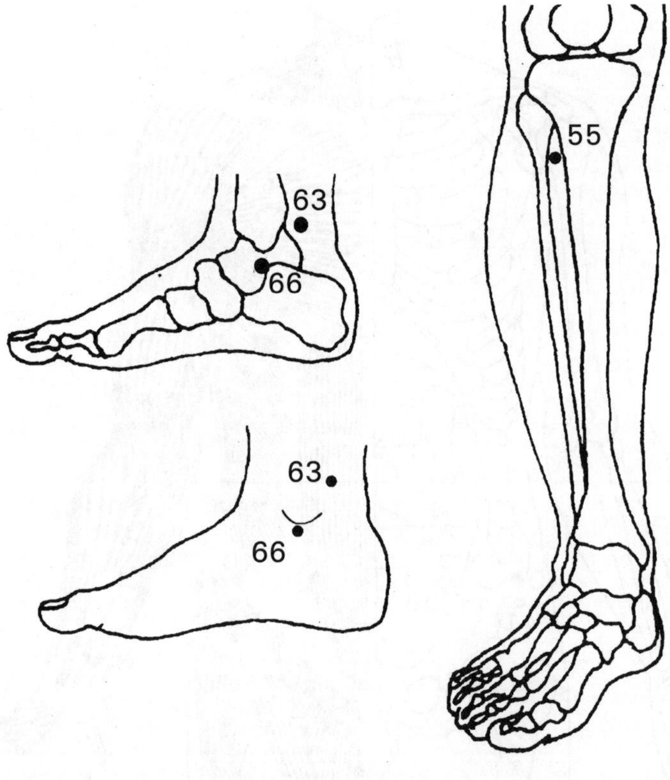

Figura 5.49 Pontos nas Pernas e nos Pés.

DÉCIMO VENTO
Vento que Causa Dor, Entorpecimento e Calor

Este vento causa dor, entorpecimento e calor que sobe das pernas para as axilas e as mãos. A sensação do calor subindo dificulta a ação de caminhar. O trabalho sobre o centro do umbigo e na linha média até o esterno é eficaz para pessoas com dores nas costas. Depois de 15-20 minutos, é possível abrir espaço para liberação e restabelecer a capacidade de caminhar. Este vento também afeta o coração, por isso é preciso trabalhar na região superior do peito.

A. Pontos do Umbigo para o Décimo Vento

Pressione com o cotovelo os pontos indicados a seguir.

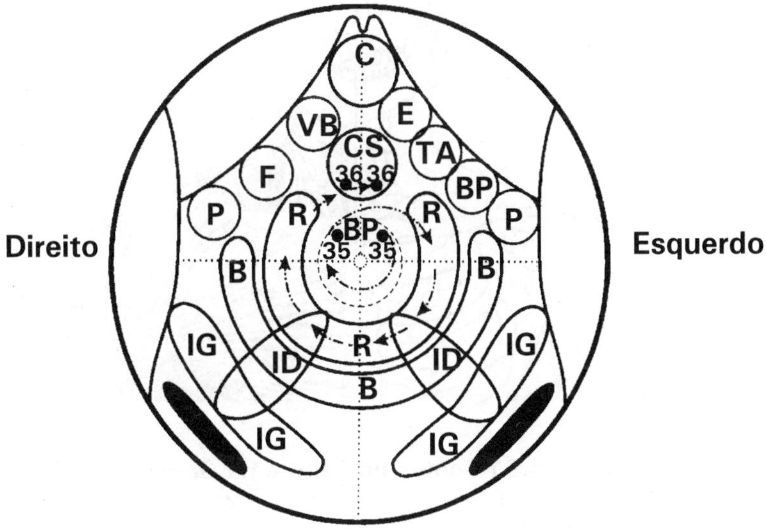

Figura 5.50 Pontos do Umbigo para o Décimo Vento.

Durante o trabalho com esses pontos do umbigo mantenha um dedo sobre o ponto 19. **(Figura 5.51)**

1. Ponto 35, localizado logo acima do umbigo, no lado esquerdo.
2. Ponto 35 no lado direito.
3. Ponto 36, localizado acima do umbigo, ligeiramente no sentido da lateral do corpo, no lado direito.

4. Ponto 36 no lado esquerdo.
Lembre-se de varrer o vento depois de pressionar cada ponto.

B. O Peito e a Garganta

A liberação desses pontos favorece o aumento da coragem.

1. Com o nó, ou o polegar ou o dedo, pressione o ponto 19, localizado entre as clavículas, onde se unem ao esterno.

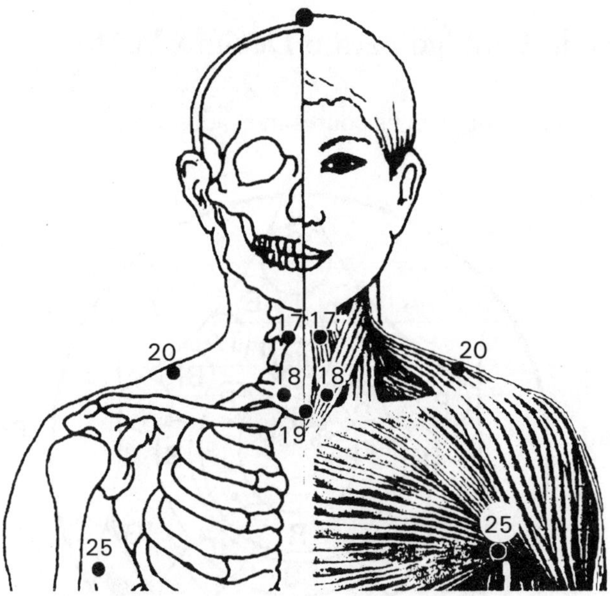

Figura 5.51 Pontos no Peito e na Garganta.

2. Trabalhe sobre os pontos 18 localizados ligeiramente acima dos pontos 19, numa linha acima das clavículas. Pode haver dor em toda essa área. Libere a tensão com o polegar e com o indicador. Massageie toda a região e diretamente sobre as clavículas.
3. Massageie e abra os pontos 17 localizados na garganta nas laterais da depressão da saliência faríngea, em ambos os lados da laringe.
4. Varra o vento para baixo pelos braços.

C. Os Ombros e as Costas

Ponto muito bom para torcicolo.

1. Pressione o ponto 20 com o cotovelo, massageando todo o plexo braquial. Peça ao aluno que afaste ligeiramente a cabeça para o lado para que você possa trabalhar com liberdade. Algumas gotas de óleo também ajudam muito.

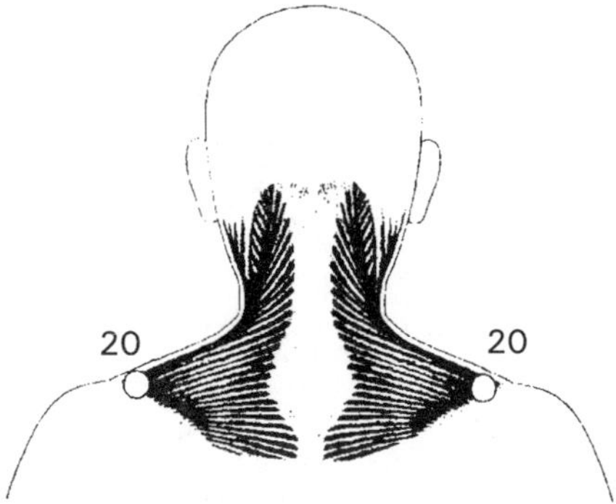

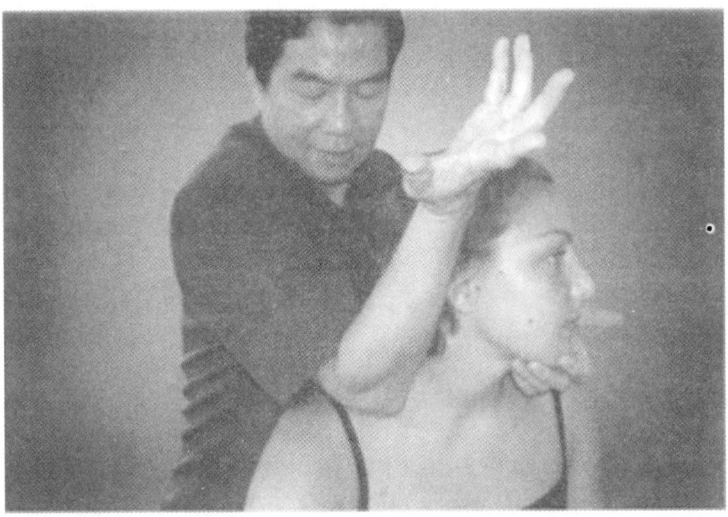

Figura 5.52 Ponto 20 — Depressão do Ombro.

2. Com o polegar, pressione o ponto 25 na axila. (Ver **Figura 5.26**, página 83.)
3. Varra o vento pelos braços.

D. Os Pés

Primeiro aplique os dois polegares sobre os pontos 66 e 67. Depois ligue o umbigo com os pontos 66 e 67, com os dedos de uma das mãos sobre o umbigo e com o polegar da outra massageando os pontos 66 e 67.

1. Trabalhe sobre o ponto 67, localizado no lado interno do pé, abaixo do osso do tornozelo.

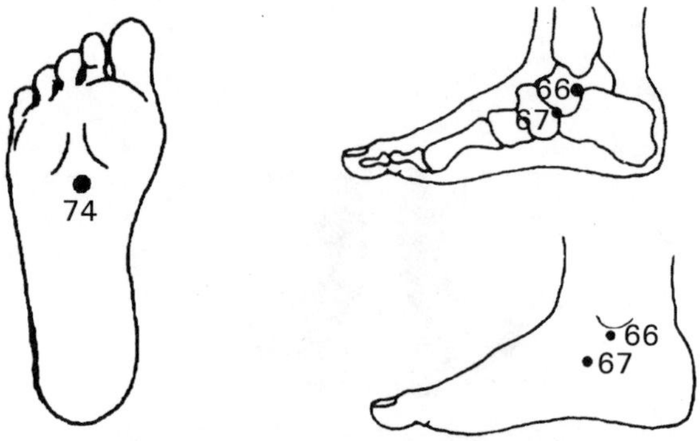

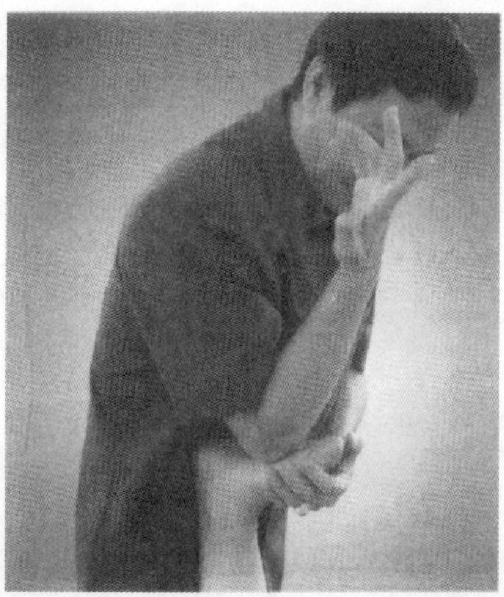

Figura 5.53 Cotovelo na Fonte Borbulhante.

2. Trabalhe sobre o ponto 66 diretamente abaixo do osso do tornozelo na face interna do pé.
3. Trabalhe sobre o ponto 74 nas solas dos pés, a 1/3 de distância da base do segundo dedo até o calcanhar.
4. Faça o mesmo com o outro pé.
5. Varra o vento para fora.

DÉCIMO PRIMEIRO VENTO
Vento que Afeta os Nervos e Provoca Rigidez nas Costas

Este vento afeta quase todas as pessoas num momento ou outro da vida. Ele se recolhe logo abaixo do umbigo e pode provocar rigidez nas costas e afetar os nervos e o plexo lombar. Antes de trabalhar sobre este vento, é necessário liberar a área do umbigo e o músculo psoas com os procedimentos básicos do Chi Nei Tsang. (Ver detalhes no primeiro livro de CNT.)

A. Pontos do Umbigo para o Décimo Primeiro Vento

Pressione com o cotovelo os pontos indicados a seguir.

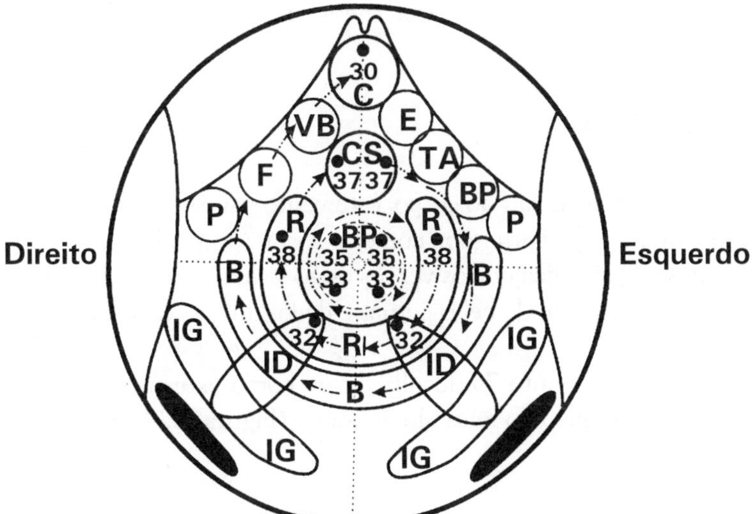

Figura 5.54 Pontos do Umbigo para o Décimo Primeiro Vento.

1. Ponto 35, localizado logo acima do umbigo, no lado esquerdo.
2. Ponto 33, localizado logo abaixo do umbigo, no lado esquerdo.
3. Ponto 33 no lado direito.
4. Ponto 35 no lado direito.
5. Ponto 38, localizado ao lado do umbigo, no lado esquerdo. Este ponto acalma o vento que causa dor nas costas.
6. Ponto 32, localizado abaixo do umbigo, no sentido da lateral do corpo, no lado esquerdo.

7. Ponto 32 no lado direito.
8. Ponto 38 no lado direito.
9. Ponto 37, localizado numa linha logo acima do umbigo, no lado direito.
10. Ponto 37, no lado esquerdo.
11. Ponto 30, localizado embaixo da extremidade inferior do esterno. Cuide para não pressionar a ponta do esterno, pois ela é muito delicada.
12. Termine o trabalho massageando suavemente com os dedos a área logo abaixo do umbigo.
13. Finalmente, o aluno deve colocar as palmas sobre o baixo-ventre e aquecer a área imaginando um fogo ou um sol ardendo no abdômen. Você também pode introduzir energia quente diretamente nessa área com a sua intenção e enviando energia para queimar o vento pelas pontas dos dedos. Reveja este método no primeiro livro de Chi Nei Tsang (Queima do Vento Frio).

Lembre-se de varrer o vento depois de pressionar cada ponto. Incentive o aluno a emitir o som do Triplo Aquecedor, iiii (ver Apêndice II), para ajudar a ventilar os ventos.

B. Os Ombros

Às vezes, antes de sair do corpo, este vento vai para regiões do corpo onde o aluno costuma concentrar dor, como as costas, os quadris ou os ombros. Esse é um bom sinal; significa que os ventos estão se movimentando. Ajude o aluno a visualizar o vento saindo pelas pernas e dedos dos pés ou pelos braços e dedos das mãos.

1. Massageie o ponto 75, localizado na borda externa dos ombros na depressão no meio do músculo deltóide. (**Figura 5.24**, página 81)

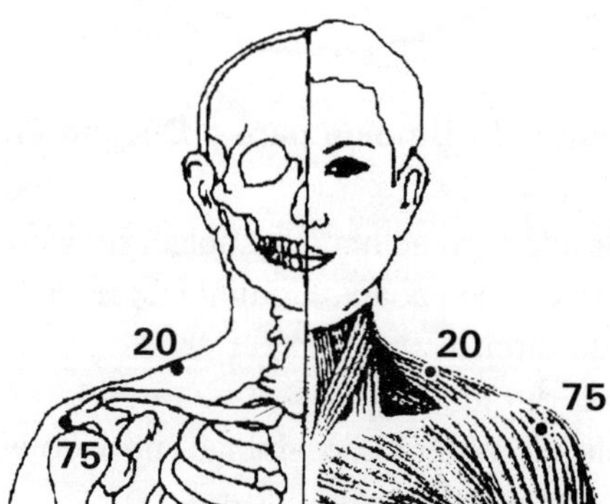

Figura 5.55 Pontos nos Ombros.

2. Com o cotovelo, pressione o ponto 20 nos ombros, na base do pescoço. (**Figura 5.52**, página 107)
3. Varra os ventos para fora pelos braços.

C. As Costas

1. Com o cotovelo, pressione o ponto 45, localizado no espaço entre o sacro e o osso do quadril. Agite o braço e pressione levemente o osso do quadril na direção das nádegas para liberar a tensão nessa região.
2. Varra o vento pelas pernas e pelos pés.

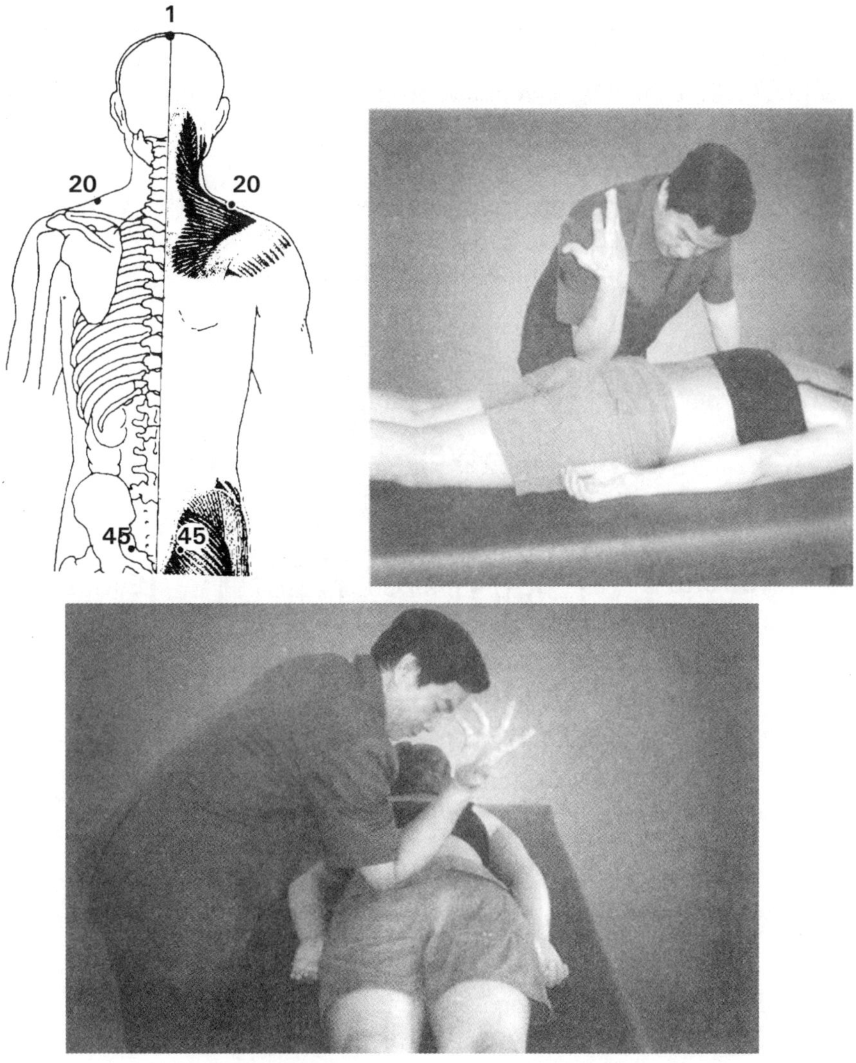

Figura 5.56 Massagem no Ponto 45.

DÉCIMO SEGUNDO VENTO
Vento que Provoca Excesso de Calor e de Frio

O seu aluno pode queixar-se de excesso de calor ou de frio ou de uma rápida alternância de ventos frios e quentes. A liberação do excesso de frio ou de calor implica reunir o vento desequilibrado e expulsá-lo. A temperatura adequada no corpo proporciona uma sensação de bem-estar.

O frio excessivo nos rins pode se constituir em causa de impotência. A ereção do pênis depende de um bom fluxo do chi. A ventilação do calor excessivo do coração ajuda a aquecer os rins, que devem manter um volume de calor interno para equilibrar seu frio natural e funcionar adequadamente. Isso promove o "Yang dentro do Yin" e um fluxo apropriado do chi. A Meditação do Lótus descrita no terceiro vento é muito útil para equilibrar as energias frias e quentes no corpo.

A. Pontos do Umbigo para o Décimo Segundo Vento

Com o cotovelo, pressione os pontos indicados a seguir.

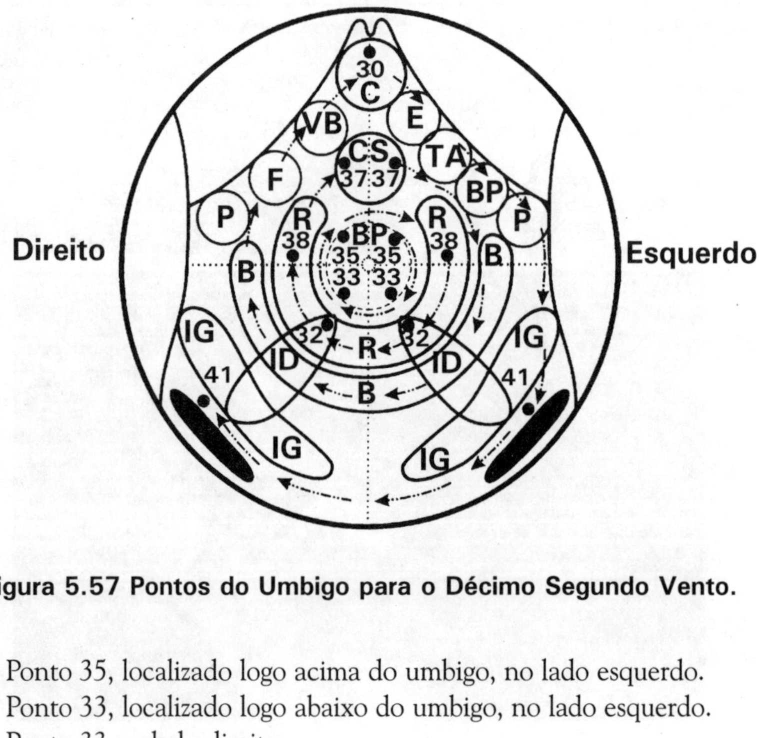

Figura 5.57 Pontos do Umbigo para o Décimo Segundo Vento.

1. Ponto 35, localizado logo acima do umbigo, no lado esquerdo.
2. Ponto 33, localizado logo abaixo do umbigo, no lado esquerdo.
3. Ponto 33 no lado direito.

4. Ponto 35 no lado direito.
5. Ponto 38 no lado esquerdo.
6. Ponto 32 no lado esquerdo.
7. Ponto 32 no lado direito.
8. Ponto 38 no lado direito.
9. Ponto 37, localizado numa linha logo acima do umbigo, no lado direito.
10. Ponto 37 no lado esquerdo.
11. Ponto 30, localizado embaixo da extremidade inferior do esterno. Não pressione a ponta do esterno, pois ela é muito delicada.
12. Ponto 41, localizado na ponta inferior do osso do quadril, no lado esquerdo.
13. Ponto 41 no lado direito.

Lembre-se de varrer o vento depois de pressionar cada ponto.

B. O Peito

1. Examine a parte superior da caixa torácica. Libere a área no esterno, entre as costelas e diretamente sobre elas. Nas mulheres, trabalhe ao redor do seio, deslocando-o para o lado para trabalhar nas costelas embaixo dele. Ao trabalhar sobre o esterno, pressione suavemente, dada sua consistência delicada.

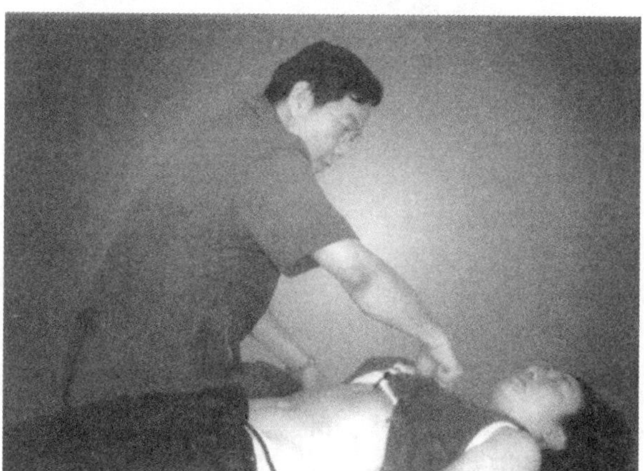

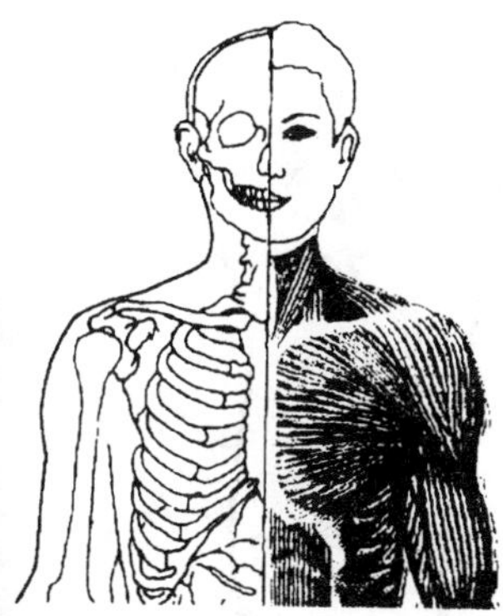

Figura 5.58 Massagem no Esterno.

2. Enquanto você trabalha, peça ao aluno que emita o Som do Coração (HAUUU; ver Apêndice II) e libere todo excesso de calor ou de frio pelos pés.
3. Varra o vento do lado esquerdo do peito pelo braço esquerdo, e o do lado direito pelo braço direito.

C. Os Pés

Lembre-se, "Massageie sempre a sola dos pés e encontrarás ouro". E a sensação é muito agradável!

1. Segurando o pé do aluno com uma das mãos, com o cotovelo do outro braço pressione o ponto 74 na sola do pé. Esse ponto é como um poço e quando energia doente ali se acumula, ela pode ficar estagnada por muito tempo.
2. Varra o vento para fora.

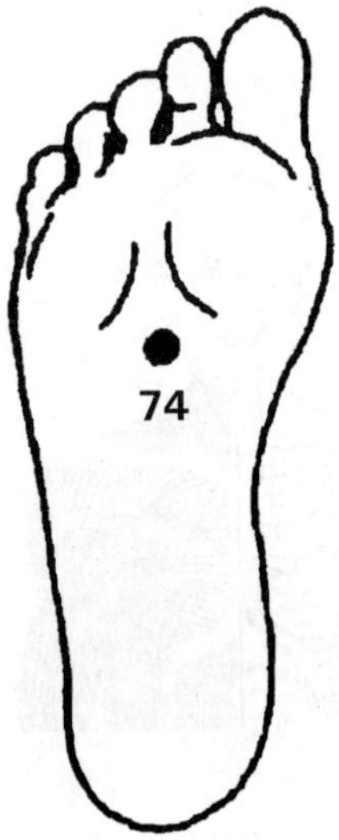

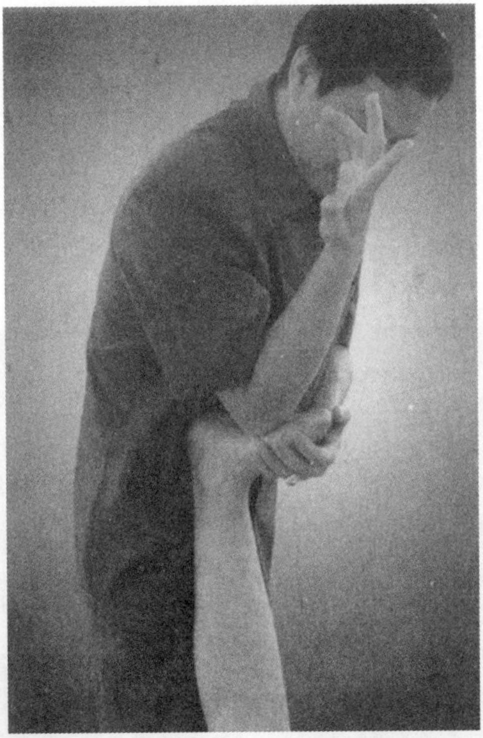

Figura 5.59 Massagem da Sola dos Pés.

CAPÍTULO SEIS

APLICAÇÃO DO CNT II A DOENÇAS ESPECÍFICAS

A. Ataques Cardíacos e o Ponto da Vida e da Morte

Quando uma pessoa está próxima da morte, o coração começa a se debater. Ele incha e se expande até ceder e acaba sucumbindo. Se você se encontrar numa situação em que alguém esteja tendo um ataque cardíaco, primeiro chame uma ambulância, e em seguida trabalhe sobre a pessoa enquanto espera. Você pode ajudar a pessoa aplicando as técnicas de expulsão dos ventos (ver ventos 1, 3, 7 e 11) e também trabalhando sobre o "Ponto da Vida e da Morte".

Esse ponto está localizado nas costas, entre a escápula e a espinha, entre as vértebras T 4-5 no lado esquerdo. (**Figura 6.1**) Quando a pessoa está tendo um ataque cardíaco, esse ponto é bem nítido, pois ele pulsa e aflora. Ele pode chegar ao tamanho de uma bola de pingue-pongue. Pode-se trabalhar sobre ele também preventivamente. Meu mestre ensinou-me este ponto quando a morte se aproximava, o que me deu condições de prolongar-lhe a vida.

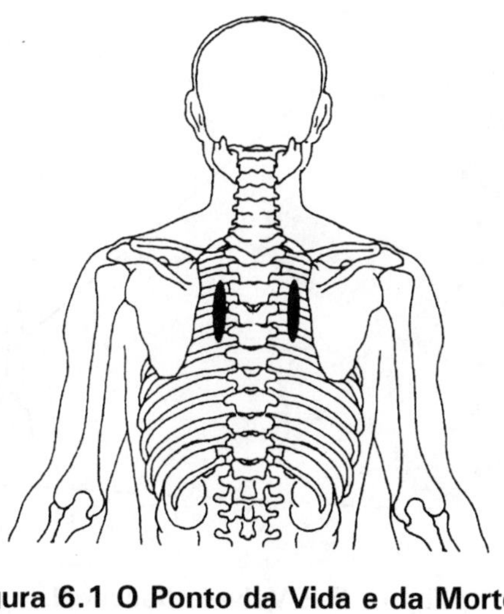

Figura 6.1 O Ponto da Vida e da Morte.

Procedimento:

1. Fique atrás da pessoa sentada, ou se ela estiver muito fraca, deite-a em decúbito ventral. Se você não estiver trabalhando numa mesa de massagem com um recorte onde o rosto possa descansar, coloque almofadas debaixo das axilas e repouse o rosto sobre outra almofada.
2. É fácil ver e sentir o ponto saliente, especialmente se for um ataque cardíaco grave e a pessoa estiver respirando com dificuldade. Não será suficiente pressionar este ponto com o polegar ou o nó do dedo, por isso você precisa usar o cotovelo para pressionar e liberar, repetindo até que a bola retroceda. Quando o coração está fraco, esta área tende a ser muito sensível.
3. Espirale com a mão sobre a área ao redor do ponto da vida e da morte e dirija o vento para o braço e para a mão esquerdos da pessoa, e daí para fora do corpo e para a Terra.

Terminada a aplicação da técnica de emergência, complemente com a seguinte técnica de tonificação.

1. O vento que provoca ataques cardíacos pode ser expulso massageando o fígado, e em seguida a vesícula biliar, o duodeno e os intestinos delgado e grosso. Reveja essa técnica no primeiro livro de CNT. Dê atenção especial à válvula ileocecal, no fim do intestino delgado, no canto inferior direito perto do quadril, pois o vento pode ficar preso ali.
2. Aplique a técnica para eliminar o vento do fígado. (Ver vento 1.)
3. Movimente o vento para as pernas e pés, e para fora do corpo em direção à Terra.

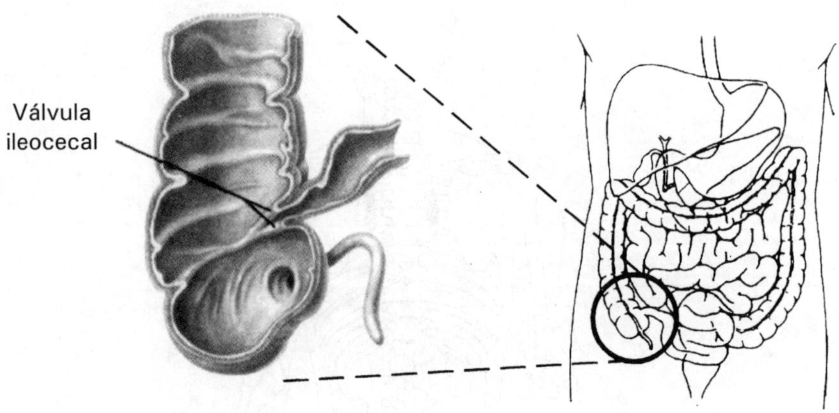

Figura 6.2 Válvula Ileocecal.

B. Liberação dos Bloqueios de Energia entre o Coração, os Rins, os Ovários e a Cérvice Uterina, e Reativação da Produção de Leite nos Seios

Em mulheres, a energia freqüentemente fica presa na região do coração entre T4 e T6. Esse bloqueio impede que a energia chegue aos mamilos, aos rins, aos ovários e à cérvice, causando problemas com a menstruação e prejudicando a produção de leite em mães lactantes. A liberação do bloqueio restabelece a produção de leite e ameniza problemas menstruais.

Se uma mãe não amamenta o bebê, a energia fica presa na área do peito. Com o procedimento a seguir, o leite não usado pode ser transformado em sangue e então em chi. Um dos principais objetivos da prática do Tao Universal para mulheres é transformar a energia do sangue em chi, pois essa energia é mais útil e eficiente.

Procedimento:

1. Abra o ponto localizado entre a escápula e a espinha, entre T4 e T6 diretamente atrás do mamilo, pressionando-o com o nó.
2. Recolha o chi estagnado espiralando a mão sobre a área e em seguida direcione-o para o braço e para fora pela mão.

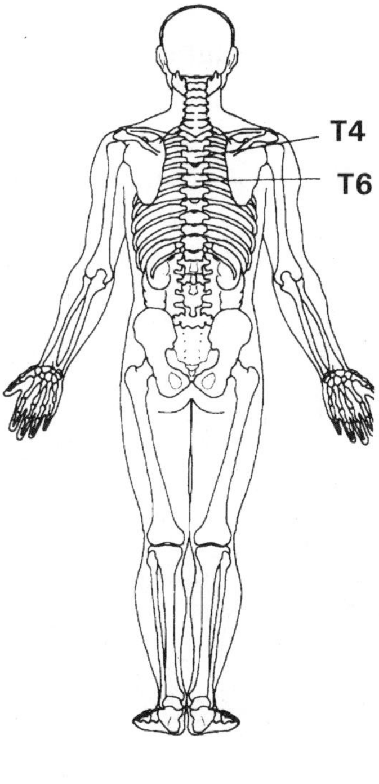

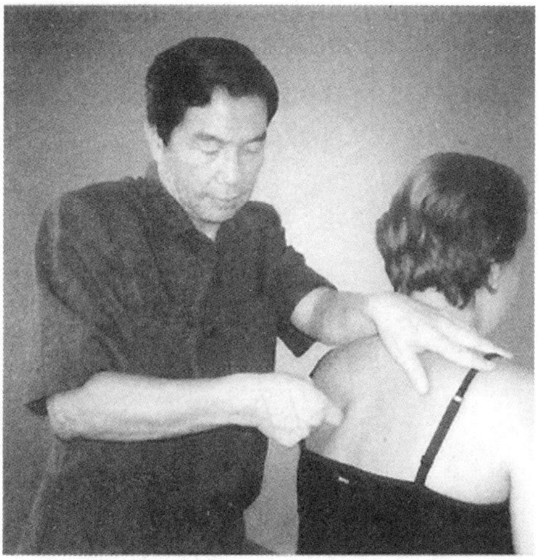

Figura 6.3

3. Trabalhe sobre o outro lado.
4. Varra o vento para os braços.
5. Massageie a área em torno do topo e dos lados do osso pubiano. A aluna deve fazer isso em casa todos os dias.
6. Varra o vento para as pernas.

O seguinte exercício também é muito proveitoso para liberar os pontos atrás do coração.

Peça à aluna que deite de costas, com os joelhos dobrados e os pés apoiados inteiramente no chão. Estimule-a a levantar os braços diretamente para o alto com as palmas unidas. A pelve deve ser ajustada de modo que a região sacra fique apoiada no chão. À exalação, peça que ela estenda os dedos para cima e gire as palmas. Ela deve esticar os braços, levantando os ombros do chão. As escápulas devem se movimentar. Peça-lhe que descanse. Faça-a baixar as mãos até que as escápulas fiquem bem apoiadas no chão; ela deve respirar suavemente, respirações longas, com a língua no céu da boca. Oriente-a a espiralar a energia no coração, nos rins e nos órgãos sexuais e a exalar toda energia cinza turva ou doente. Isso estimula e abre T 4-6 na espinha e ajuda a fortalecer a conexão coração-genitais e a restabelecer o fluxo das energias renais e sexuais para os mamilos e para os órgãos da reprodução.

C. Liberação da Raiva na Mandíbula e no Fígado

É importante liberar as toxinas e o vento no fígado antes de trabalhar diretamente para soltar a tensão e o vento na mandíbula. Do contrário, o vento

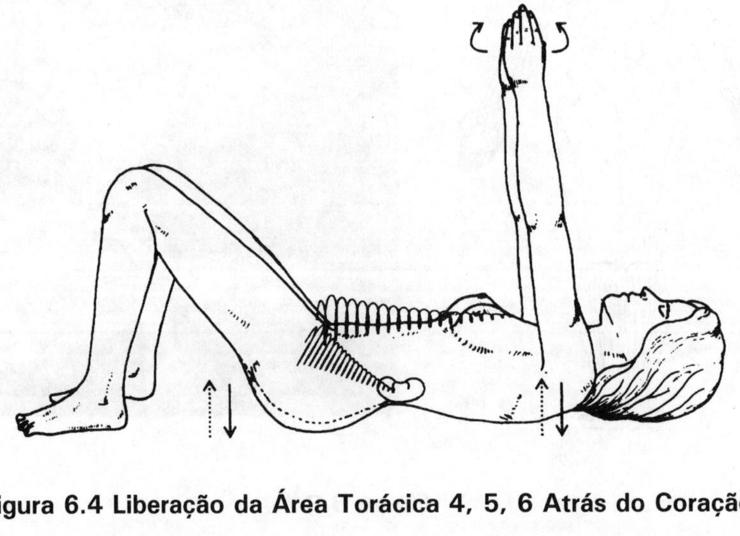

Figura 6.4 Liberação da Área Torácica 4, 5, 6 Atrás do Coração.

voltará a se formar no fígado e a afetar a mandíbula. Muitos terapeutas massagistas desconhecem este detalhe. (Ver vento 2.)

Procedimento:

1. Trabalhe no lado direito do aluno. Com o nó do dedo, massageie a região das costelas inferiores, acima do fígado, pressionando o ponto CNT 24.
2. Segurando a cabeça com firmeza no lado oposto ao que você vai trabalhar, ajuste a mão embaixo da mandíbula e libere o ponto CNT 13 com o polegar.
3. Trabalhe no outro lado da mandíbula.

D. Artrite

A artrite é causada pelo vento produzido pelo sangue estagnado e bloqueado. O sangue sobe pelas veias nas pernas e nos braços recolhendo matéria residual e toxinas em seu retorno ao coração. Às vezes, esse sangue e vento tóxico se junta atrás dos joelhos, na dobra do braço ou na região lombar das costas, especialmente quando as pessoas são muito emotivas, não fazem exercícios suficientes ou ingerem alimentos pesados.

Procedimento para remover o vento da parte posterior do joelho.

1. O aluno fica de pé, com a parte posterior do joelho descoberta. Ajoelhe-se ao lado dele, como mostra a figura 6.5.
2. Apóie o joelho na frente com uma das mãos. Com a palma da outra mão, dê pequenas e rápidas palmadas atrás de cada joelho, 9, 18 ou 36 vezes, pondo em movimento a energia desde o seu centro. (**Figura 6.5**) A mão ativa deve ser vigorosa, mas ao mesmo tempo leve. A pele dessa área ficará irrigada e o vento se revelará em manchas feias que logo assumirão uma cor azul-escura e avermelhada, mostrando-se magoada durante al-

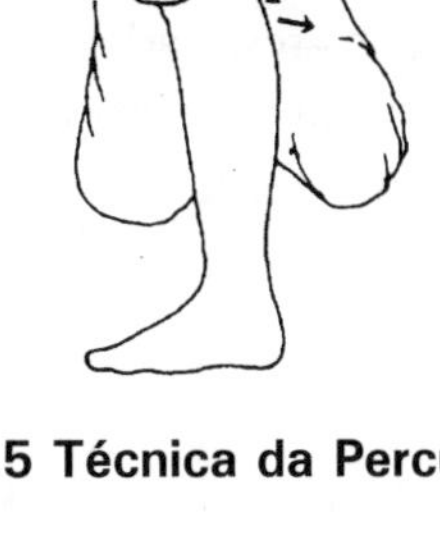

Figura 6.5 Técnica da Percussão.

guns dias. Isso é um sinal positivo de que os ventos foram ativados e que sairão do corpo. Se não há vento preso nessa área, essa reação não ocorrerá e a pele apenas ficará vermelha por curto tempo.

3. Trabalhe o outro joelho.
4. O aluno não deve banhar-se logo depois desse tratamento.

Procedimento para remover o vento da dobra do braço.

1. Você e o aluno ficam um de frente para o outro mantendo a distância aproximada de um braço; você também pode ficar ao lado do aluno, como mostra a Figura 6.6.
2. Apoiando o braço do aluno no cotovelo, dê 18 pequenas palmadas na região da dobra. A pele pode ficar vermelha e manchada. Significa que você ativou os ventos e eles começarão a sair do corpo, permitindo uma melhor circulação na área tratada.
3. Trabalhe o outro braço.

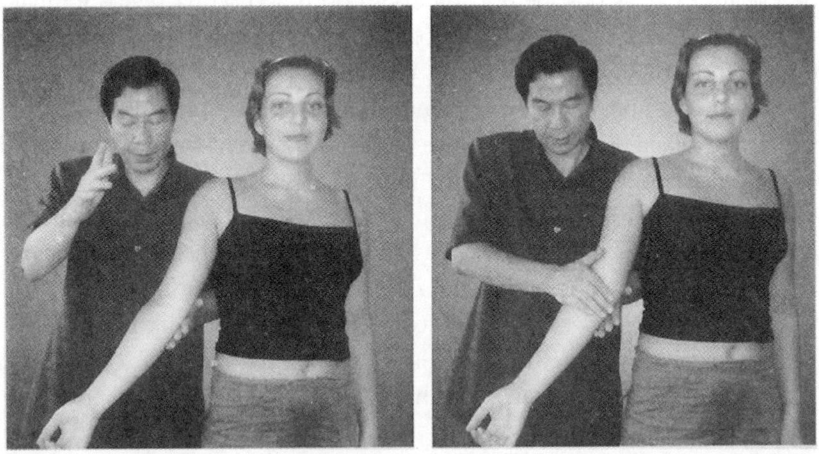

Figura 6.6. Técnica da Percussão na Dobra Interna do Cotovelo.

Caso um aluno tenha varizes atrás dos joelhos ou nas dobras do cotovelo, bata delicadamente ou espere até que as varizes desapareçam. Às vezes, uma perna está em melhores condições do que a outra; a aplicação da técnica apenas à perna "boa" produzirá bons resultados também na outra.

Observação: Depois de realizar este tipo específico de eliminação do vento, tenha o cuidado de enviar para a Terra toda energia negativa que você transferiu do aluno para as suas mãos.

E. Constipação

O vento estagnado no lado superior esquerdo do intestino grosso, onde os cólons transverso e descendente se encontram, é suficientemente forte para deter todo movimento de resíduos no cólon e pode causar problemas cardíacos graves. Quando o vento está preso nessa área, ele força o intestino grosso contra o diafragma, e o diafragma pressiona o coração. Isso provoca dores no braço esquerdo e atrás do ombro esquerdo, e muitas pessoas podem erroneamente achar que estão tendo um ataque cardíaco. Essa pressão pode causar também acessos de ansiedade.

Procedimento:

1. Abra os portões dos ventos com o cotovelo (Ver Capítulo 4, Como Abrir os Portões dos Ventos).
2. Libere os intestinos concentrando-se na válvula ileocecal e nos cólons transverso, descendente e sigmóide. (Para uma explicação detalhada, consulte o primeiro livro de CNT.)
3. Espirale e libere o vento pelas pernas.
4. O aluno deve continuar a massagear o abdômen diariamente.

F. Hérnia de Hiato

As hérnias de hiato são causadas pelo mesmo vento que ataca o coração. Esta enfermidade é conseqüência de problemas no sistema digestivo, causados por excesso de peso e enfraquecimento progressivo dos tecidos do abdômen.

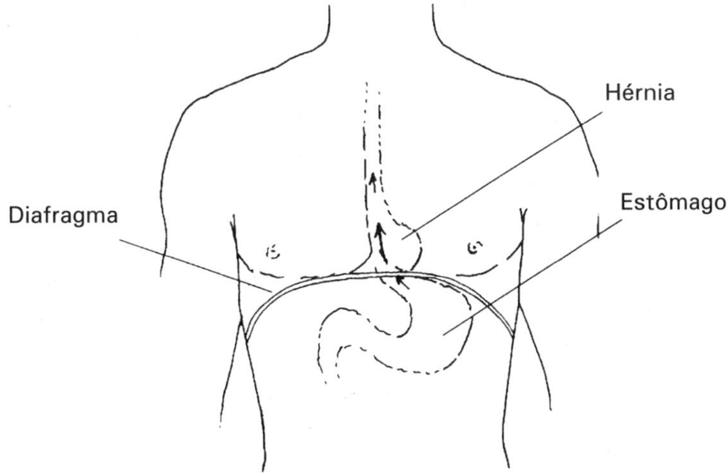

Figura 6.7 Hérnia de Hiato

Quando o alimento não é digerido adequadamente, ele fermenta no estômago, criando vento. O estômago estufado pressiona o diafragma, e às vezes uma parte do estômago pode penetrar no hiato, a abertura no diafragma pela qual o esôfago e os dois nervos vagos passam, aumentando-a e formando uma hérnia. O desconforto provém da pressão constante do tecido que força passagem pela abertura enfraquecida do hiato. À medida que mais tecido força essa passagem, a sensação de pressão aumenta. Além disso, o ácido gástrico não fica retido no estômago, e quando ele volta para o esôfago, a pessoa tem uma sensação de ardência e de dor que se estende até a parte superior do peito. A congestão no trato digestivo também afeta o coração, o fígado, o baço e os pulmões.

Outro fator que favorece o desenvolvimento de uma hérnia de hiato é respirar apenas pelo peito. Quando o maior esforço não é feito pelo diafragma, mas pelos músculos intercostais, o peito se expande e os lados se retraem, criando um vácuo que suga o estômago para dentro na direção do peito. É recomendável você ensinar o seu aluno a respirar adequadamente. Peça-lhe que baixe os ombros e que respire pela cavidade da barriga, deixando que o ar expanda as costelas em todas as direções, como um guarda-chuva. (Ver Capítulo 2, Importância da Respiração Correta.)

Procedimento:

1. Abra os portões dos ventos no umbigo e no pakuá, como explicado no Capítulo 4, Como Abrir os Portões dos Ventos.
2. Massageie o abdômen, soltando os nós e emaranhados no estômago e nos intestinos. (Para uma descrição detalhada desse procedimento, consulte o primeiro livro de Chi Nei Tsang.) Reforce a massagem na dobra esquerda dos cólons transverso e descendente, localizada logo embaixo do estômago.
3. Espirale e libere o vento pelas pernas e braços.

A emissão dos sons do baço, do coração e dos pulmões ajuda muito a reduzir a pressão e a dor, e o som do fígado ajuda a vesícula biliar a criar a bile que promove o processo digestivo. Além disso, o aluno deve manter uma dieta alcalina (evitar alimentos ácidos, ver Capítulo 1, Ventos Gerados pela Alimentação) e fazer pequenas refeições, suficientemente cedo para que o estômago esteja vazio na hora de deitar ou de precisar fazer algum esforço físico. Certos alimentos podem agravar a condição, devendo por isso ser evitados, do mesmo modo que devem ser evitados alimentos condimentados, difíceis de digerir ou de altas taxas de colesterol. É importante manter os intestinos em boas condições (isto é, comer fibras e fazer tratamentos de cólon) e mastigar bem o alimento, misturando-o com saliva e com ar para que o corpo possa digeri-lo mais facilmente. Fumo, bebidas alcoólicas, café e bebidas gaseificadas são prejudiciais a essa condição.

G. Uma Experiência Pessoal que Jamais Esquecerei

Eu estava ajudando meu mestre e já chegávamos ao fim de um longo dia de trabalho. Estávamos para fechar e eu posicionava o carro, quando chegou uma família muito agitada trazendo o avô. Eles haviam sido recusados pelos setores de emergência de diversos hospitais. (Alguns hospitais locais recusam casos extremos para não aumentar as suas listas de "óbitos hospitalares".) Esse era um caso desesperador, mas meu mestre estava exausto depois de um dia inteiro de atividade. Ele examinou o doente e olhou para mim, "Você quer cuidar dele?" Respondi afirmativamente, mas disse-lhe que não sabia o que fazer. Ele respondeu sem floreios, "Vou orientá-lo".

Começamos a tarefa amarrando-lhe os braços e colocando um chumaço de algodão entre os dentes. Comecei a trabalhar na linha média entre o umbigo e o plexo solar. O ponto do pericárdio parecia uma corda esticada; eu nunca havia sentido tensão tão grande no abdômen. Ele desmaiou várias vezes, mas eu continuei trabalhando com o cotovelo. Depois de três horas de trabalho árduo, ele se levantou, sorriu e voltou para casa com os familiares.

Fiquei quase sem energia durante três dias.

Repito seguidamente essa história para lembrar aos alunos a importância de aprender a técnica e de desenvolver a força para manter a estrutura. Às vezes precisamos persistir durante muito tempo para liberar a tensão e desfazer os nós. Aprenda. Pratique. Persista.

APÊNDICE 1

PONTOS CNT

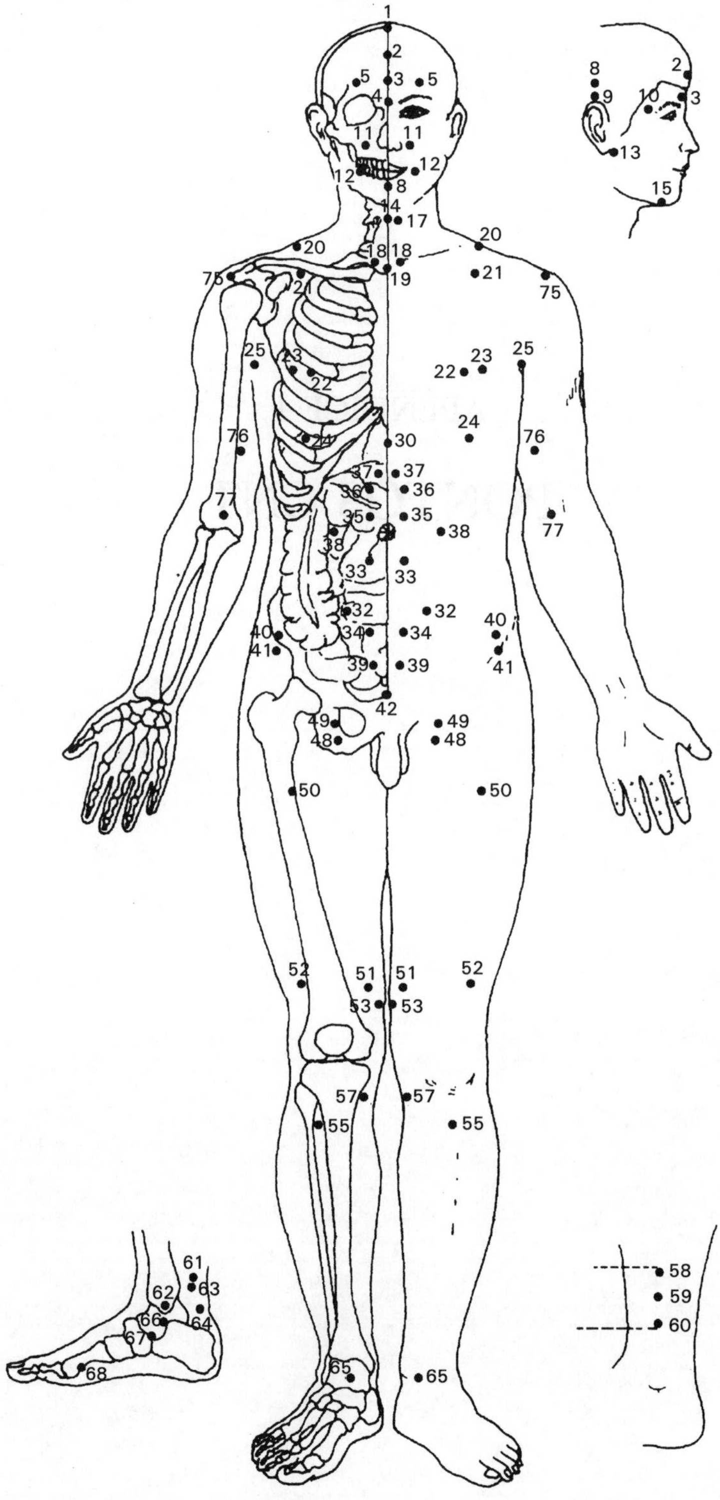
1
2
5 3 5
4
8
9
10
2
3
11 11
13
12 12
8
15
14
17
20
20
18 18
75
19
21
21
75
25
23
23
25
22
22
24
24
76
30
76
37 37
36 36
77
35 35
38
38
77
33
33
32
32
40
40
34 34
41
39 39
41
42
49 49
48 48
50
50
52
51 51
52
53 53
57 57
55
55
61
63
62
66
64
67
68
65
65
58
59
60

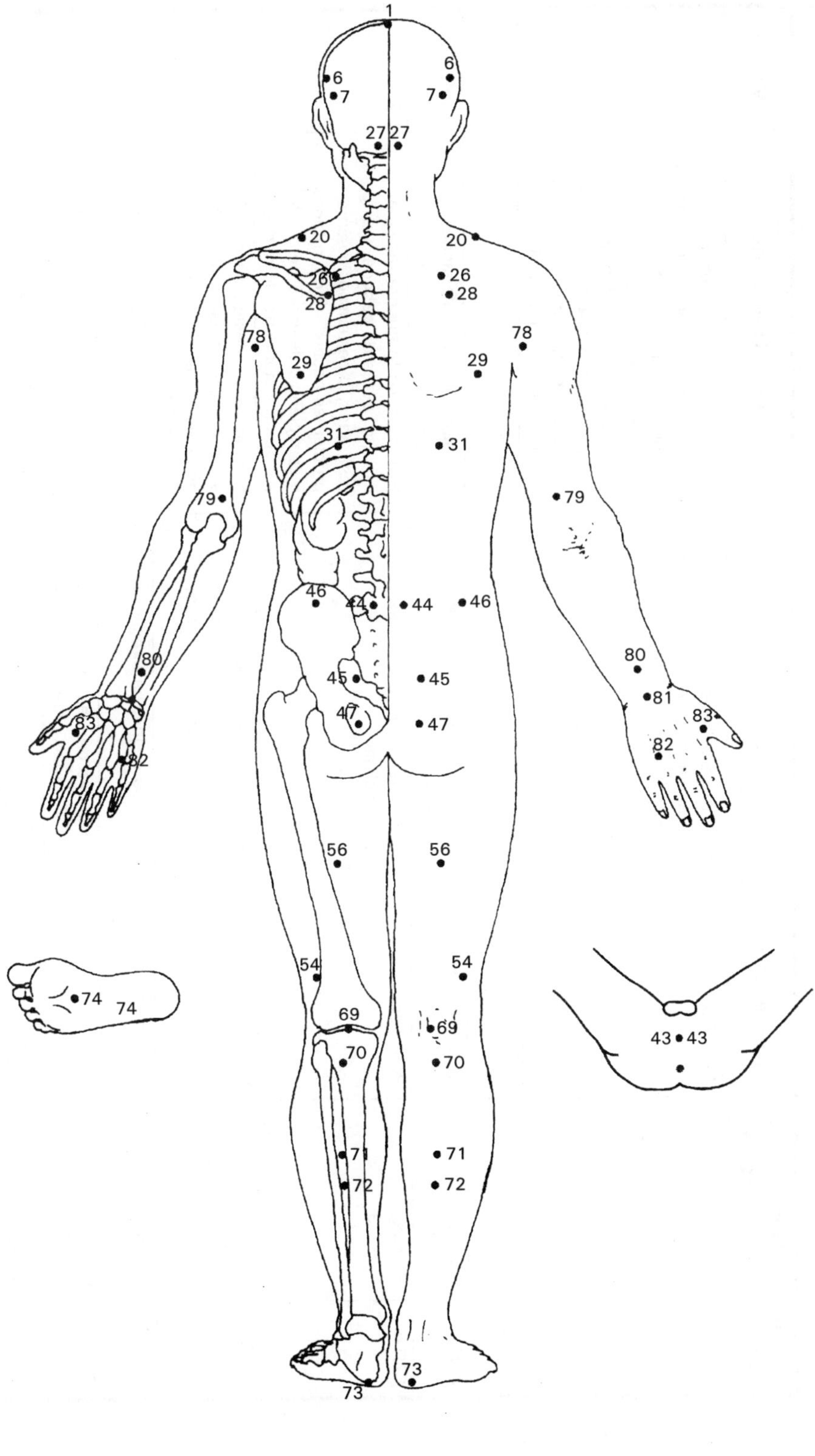
1
6 6
7 7
27 27
20 20
26 26
28 28
78 78
29 29
31 31
79 79
46 44 44 46
80 80
45 45
81
47 47
83 83
82 82
56 56
54 54
74 74
69 69
70 70
43 43
71 71
72 72
73 73

Ponto CNT	Nome na Acupuntura	Nome Chinês	Localização	Usos Tradicionais	Vento
CNT-1	Bai Hui VG-20	Cem Reuniões	No alto da cabeça, na interseção de uma linha traçada da ponta de uma orelha até a outra e da ponta do nariz até a nuca.	Purifica os sentidos, acalma o espírito, elimina o vento do fígado, estabiliza o Yang ascendente, alivia dores de cabeça, tonturas por choque, hipertensão, insônia, ataques, prolapso anal, congestão nasal, derrame, trismo, demência, prolapso uterino, hemorróidas.	5
CNT-2	VG-22		Entre CNT 1 e 2, acima da linha do cabelo.		2
CNT-3	Ezhong M-HN-2	Meio da Testa	No centro da testa, acima do terceiro olho.	Sinusite, insônia, palpitações, vertigem.	2
CNT-4	Yintang M-HN-3	Ponto do Meio	Ponto intermediário entre as sobrancelhas.	Elimina o vento quente, acalma o espírito, dores de cabeça, vertigem, resfriados, hipertensão, insônia, problemas nasais, olhos irritados, inconsciência devida à perda de sangue no momento do parto.	2
CNT-5	Yangbai VB-14	Yang Branco	Acima do meio da sobrancelha, numa linha diretamente acima da pupila, na depressão do osso.	Elimina vento, desanuvia a visão, alivia paralisia facial, problemas oculares, dores de cabeça, vômito, calafrios, torcicolo.	2
CNT-6	Tianchong VB-9	Torrente do Céu	Acima da orelha, na direção da nuca.	Dores de cabeça, ataques e acessos.	
CNT-7	Fubai VB-10	Branco Flutuante	Acima das orelhas, embaixo de CNT-6 e mais para o centro da nuca.	Dor de cabeça, dor de dente, surdez, bronquite.	
CNT-8	Jiaosun TA-20	Ângulo da Regeneração	Acima da ponta da orelha, linha natural do cabelo.	Dor de dente, orelhas inchadas, dor de cabeça.	2, 3

Ponto CNT	Nome na Acupuntura	Nome Chinês	Localização	Usos Tradicionais	Vento
CNT-9	—		Acima das orelhas, diretamente abaixo de CNT-8 na linha do cabelo.	Dor de cabeça.	2
CNT-10	Taiyang M-HN-9	O Sol	Nas têmporas, na mesma linha da ponta das sobrancelhas.	Dispersa ventos na cabeça, esfria e desanuvia os olhos, dor de cabeça, enxaqueca.	2
CNT-11	Yingxiang IG-20	Fragrância Bem-vinda	No lado das narinas.	Limpa as passagens nasais, dispersa ventos quentes e paralisia facial.	
CNT-12	Dicang E-4	Celeiro da Terra	Nos cantos da boca.	Paralisia facial, baba.	
CNT-13			Embaixo das orelhas, para o fim da mandíbula. Entre os pontos da acupuntura VB-2 e E-6.		2,6,7
CNT-14	Chengjiang VC-24	Contém Fluido	No queixo, na depressão abaixo do meio do lábio inferior.	Paralisia facial, dor de dente, problemas na boca, salivação excessiva.	
CNT-15			Na depressão embaixo do queixo.		2,6
CNT-16	Lianquan VC-23	Fonte da Modéstia	Na garganta, na depressão da proeminência faríngea.	Bronquite, faringite, tonsilite, perda da voz.	
CNT-17	Hongyin M-HN-23	Som Retumbante	Na garganta, ao lado de CNT-16.		10
CNT-18			Ao lado de CNT-19, no espaço "V" entre as clavículas.		10
CNT-19	Tiantu VC-22	Proeminência do Céu	Na depressão "V" entre as clavículas.	Ajuda a movimentar o chi dos pulmões, esfria a garganta, limpa a voz.	10
CNT-20	Juanjing VB-21	Poço do Ombro	Acima da clavícula, no ombro, perto do pescoço.	Torcicolo, tosse.	4,10,11

Ponto CNT	Nome na Acupuntura	Nome Chinês	Localização	Usos Tradicionais	Vento
CNT-21	Zongfu P-1	Residência Central	Embaixo da clavícula, para a articulação do braço.	Bronquite, pneumonia, asma, tuberculose, tosse, ofego, bloqueios na garganta, nariz congestionado, suor excessivo, tumor no pescoço.	4
CNT-22			Acima do mamilo.		1,9
CNT-23	Tianchi P-1	Lago do Céu	Levemente acima e no lado do mamilo, para o braço.	Dor e inchaço nas axilas, dor no peito.	1
CNT-24	Zuoyi ou Youyi F-14	Propriedade da Esquerda e da Direita	Entre a 6ª e a 7ª costelas, em linha com o mamilo.		
CNT-25	Yeling M-UE-40		Dentro da axila.		4,10
CNT-26	Jianwaishu ID-14	Fosso do Ombro	Nas costas, no lado interno da escápula no nível da segunda vértebra torácica.	Sensibilidade e dor nas costas e nos ombros.	
CNT-27	VG-20	Lago do Vento	Na nuca, na base do crânio, acima da linha dos cabelos.		2
CNT-28	Fufen B-36	Parte Apensa	Nas costas, no lado interno da escápula no nível da terceira vértebra torácica.	Sensibilidade e dor nos ombros, no pescoço e nas costas.	
CNT-29			Nas costas, para a extremidade inferior da escápula.		
CNT-30	Juque VC-14	Grande Palácio	Embaixo da extremidade inferior do esterno.	Ponto reflexo do coração.	1,8,11,12
CNT-31	Hunmen B-42	Porta da Alma	Nas costas, para os lados da espinha, no nível da 9ª vértebra torácica.	Problemas no fígado e na vesícula biliar, dor no estômago.	

Ponto CNT	Nome na Acupuntura	Nome Chinês	Localização	Usos Tradicionais	Vento
CNT-32	Jingzhong M-CA-11	Canal do Meio	Embaixo de CNT-33, no sentido dos lados do corpo.	Ponto reflexo do intestino delgado, menstruação irregular, retenção urinária.	1,3,8,11
CNT-33			Num tendão na região do umbigo, no nível entre a 2ª e a 3ª vértebras lombares.	Ponto reflexo do músculo psoas.	3,4,5,6,7, 8,9,11,12
CNT-34			Embaixo de CNT-32, para o centro.		
CNT-35			Na região do umbigo, na metade superior da região do baço no mapa CNT.	Ponto reflexo do baço.	1,3,5,6,7, 8,9,10,11, 12
CNT-36			Acima da área do umbigo, na metade inferior do pericárdio no mapa CNT, embaixo de CNT-37, ligeiramente para os lados do corpo.	Ponto reflexo do pericárdio.	3,5,6,7, 9,10
CNT-37			Na região do umbigo, na metade inferior da área do pericárdio no mapa CNT.	Ponto reflexo do pericárdio.	1,8,11,12
CNT-38			Na região do umbigo compreendendo a extremidade superior da área do rim no umbigo no mapa CNT.	Ponto reflexo dos rins.	3,7,8,11
CNT-39	Dahe R-12	Grande Claridade	No baixo-ventre acima dos órgãos sexuais.		
CNT-40	Wushu VB-27	Cinco Pivôs	Na frente, no sentido do osso do quadril.	Dores lombares, fluxo de sangue vaginal, dores abdominais, constipação.	4,9
CNT-41	Weidao VB-28	Mantenha o Caminho	Na extremidade inferior do osso do quadril.	Constipação.	4,5,9,12
CNT-42	Qugu VC	Osso Curvo	Na frente, acima dos órgãos sexuais no osso pubiano.	Menstruação irregular.	

Ponto CNT	Nome na Acupuntura	Nome Chinês	Localização	Usos Tradicionais	Vento
CNT-43	Hui Yin VC-1	Períneo	Entre o ânus e o escroto. Entre o ânus e a vagina.	Menstruação irregular.	5
CNT-44	Yaoyangguan VG-3	Articulação Lombar de Yang	Nas costas, em ambos os lados da coluna, entre a 4ª e a 5ª vértebras lombares.	Regula o chi dos rins. Beneficia a região lombar e os joelhos.	
CNT-45	Baihuanshu B-3	Côncavo do Círculo Branco	Nas costas, no espaço entre o sacro e o osso do quadril.	Dores nas costas, problemas anais.	4,11
CNT-46	Yaogen M-BW-27	Raiz da Região Lombar	Nas costas, na parte superior do osso do quadril em direção à ponta. Mesma linha do início do sacro.	Problemas com a articulação sacro-ilíaca. Problemas com as pernas.	
CNT-47	Pangqiang N-BW-18	Força	Nas costas, na extremidade inferior do osso do quadril.	Prolapso anal e uterino.	
CNT-48	Yinlian IG-11	Modéstia de Yin	Na virilha, no nível dos órgãos sexuais para a coxa interna.	Menstruação irregular, hérnia.	4
CNT-49	Jimai IG-12	Pulso Urgente	Diretamente acima de CNT-48 na virilha, no nível dos órgãos sexuais para a coxa interna.	Prolapso uterino, hérnia.	9
CNT-50	Biguan E-31	Articulação do Quadril	Na frente da perna, no nível do períneo.	Paralisia das pernas, artrite nos joelhos, dores lombares.	
CNT-51	Xue Hai BP-10	Mar de Sangue	Acima do joelho, no sentido da face interna da perna.	Harmoniza o chi, esfria o calor, menstruação irregular, falta de menstruação, sangramento uterino, incontinência urinária.	
CNT-52	Liangqiu E-34	Monte Saliente	Acima do joelho, no sentido da face externa da perna.	Acalma o estômago, diarréia, problemas com o joelho.	
CNT-53	Zuming M-LE-33	Brilho da Perna	Na face interna da coxa, acima do joelho no sentido da extremidade do fêmur.	Artrite nos joelhos.	1,3

Ponto CNT	Nome na Acupuntura	Nome Chinês	Localização	Usos Tradicionais	Vento
CNT-54	Shag Yangkuan N-LE-33	Articulação Superior de Yang	Na barriga da perna, para fora, logo acima da articulação do joelho.	Paralisia dos membros inferiores, artrite no joelho.	
CNT-55	ST-36	Articulação Yang do Joelho	Na parte externa da frente da perna abaixo do joelho.		9
CNT-56	Yinshang N-LE-28	Abundância de Cima	Na barriga da perna, no terço superior do espaço entre o ânus e o joelho.	Dores de cabeça, dores lombares, ciática.	
CNT-57	Yinglingquan BP-9	Fonte de Tumba Yin	Na parte interna da perna, embaixo da articulação do joelho.	Retenção urinária, infecções urinárias, menstruação irregular, impotência, disenteria, dores nos joelhos.	4,5
CNT-58	Guangming VB-37	Luz Brilhante	Na parte externa da perna, acima do tornozelo.	Regula o fígado, desanuvia a visão.	
CNT-59	Yangfu VB-38	Ajuda de Yang	Diretamente abaixo de CNT-58.	Enxaquecas, artrite no joelho, paralisia da perna.	
CNT-60	Xuan Zhong VB-39	Tempo Suspenso	Diretamente abaixo de CNT-59.	Torcicolo, enxaquecas, problemas nos joelhos.	
CNT-61	Shangxi N-LE-13	Corrente Superior	Acima do osso do tornozelo, na face interna da perna.	Para pé virado para fora.	
CNT-62	Taiyinqiao M-LE-11	Calcanhar do Grande Yin	No osso do tornozelo, na face interna da perna.	Menstruação irregular, sangramento uterino, infertilidade feminina.	
CNT-63	Taixi R-3	Grande Córrego	Acima do osso do tornozelo, na face interna da perna, para trás.	Bom para os rins, esfria o calor, fortalece a região lombar e o joelho, menstruação irregular, dores lombares, paralisia das pernas, dor nas solas dos pés.	9
CNT-64	Dazhong R-4	Grande Taça	Na face interna da perna, diretamente atrás do osso do tornozelo.	Asma, malária, histeria, retenção urinária, dor no calcanhar.	

Ponto CNT	Nome na Acupuntura	Nome Chinês	Localização	Usos Tradicionais	Vento
CNT-65	Zhongfeng IG-4	Selo do Meio	Na frente do espaço superior na frente do osso do tornozelo.	Hepatite, emissão noturna, dor no baixo-ventre, problemas no tornozelo.	
CNT-66	Zhaohai R-6	Mar Luminoso	Diretamente abaixo do osso do tornozelo na face interna do pé.	Esfria o calor, acalma o espírito, beneficia a garganta.	4,5,9,10
CNT-67			Na face interna do pé, embaixo do osso do tornozelo, para a frente, entre os pontos de acupuntura Rnagu, K-2 e Zhaohal K-6.		10
CNT-68	Tai Bai BP-3	Grande Branco	Na face interna do pé, diretamente atrás do osso metatarso (dedo grande do pé).	Dores de cabeça e de estômago, retenção de líquido, disenteria, constipação.	
CNT-69	Wei Zhong B-54	Comissão do Meio	Na barriga da perna, na articulação atrás do joelho.	Dores lombares e nos joelhos.	4,6
CNT-70	Heyang B-55	Confluência de Yang	Na barriga da perna, diretamente abaixo da dobra da articulação do joelho e CNT-69.	Sensibilidade da região lombar até o joelho, sangramento uterino anormal.	
CNT-71	Chengjian N-LE-12	Entre Suportes	Na barriga da perna, no meio entre a articulação do joelho e o calcanhar.		
CNT-72	Chengshan B-57	Montanha de Sustentação	Na barriga da perna, embaixo do ponto CNT-71.	Regula o chi nos órgãos Yang, bom para hemorróidas.	
CNT-73			Na ponta do osso do calcanhar.		
CNT-74	Yongquan R-1	Fonte Borbulhante	Na sola do pé, num ponto a 1/3 de distância da base do 2º dedo até o calcanhar.	Acalma o espírito, choque, exaustão por calor, insônia, derrame, hipertensão, doença mental, paralisia nas pernas.	1,10,12

Ponto CNT	Nome na Acupuntura	Nome Chinês	Localização	Usos Tradicionais	Vento
CNT-75	Jian Yu IG-15	Osso do Ombro	Na borda externa do ombro, na depressão no meio do deltóide.	Hipertensão, dor no ombro, suor excessivo.	4,11
CNT-76	Gongzhong N-UE-9	Meio do Úmero	No braço, no meio do bíceps.	Paralisia nos braços, incapacidade de levantar o braço, palpitações.	
CNT-77	Quze P-3	Brejo Tortuoso	Na face interna do braço, logo acima da articulação, no centro do osso.	Problemas intestinais, bronquite, exaustão por calor, dor no cotovelo e no braço.	4
CNT-78	Jianzhen ID-9	Castidade do Ombro	Nas costas, logo acima da dobra da axila.	Problemas nos ombros, paralisia na parte superior do braço, excesso de transpiração nas axilas.	
CNT-79	Tianjing TA-10	Poço do Céu	Atrás do antebraço, na depressão logo acima do cotovelo.	Problemas no cotovelo, enxaqueca, dor de cabeça, tonsilite.	
CNT-80	Waiguan TA-5	Portão Externo	Atrás do braço, logo acima do pulso.	Movimenta o chi estagnado.	
CNT-81	Yang Chi TA-4	Lago de Yang	Atrás do braço, numa depressão no pulso.	Relaxa os nervos, limpa os canais, alivia o calor.	
CNT-82	Zhong Zhu TA-3	Ilha do Meio	No dorso da mão, na depressão entre os dedos mínimo e anular.	Facilita a circulação do chi.	
CNT-83	Hegu IG-4	Vales Contíguos	No dorso da mão, na depressão entre o polegar e o indicador.	Elimina a dor, limpa os canais, energiza os pulmões.	

Legenda:

□ = não é ponto da acupuntura
B = Bexiga
E = Estômago
F = Fígado
P = Pulmão
R = Rim
BP = Baço/Pâncreas
ID = Intestino Delgado
IG = Intestino Grosso
TA = Triplo Aquecedor
VB = Vesícula Biliar
VC = Vaso da Concepção
VG = Vaso Governador
M = Miscelânea

Pontos de Chi Nei Tsang por Áreas Anatômicas

1. Do alto da cabeça aos olhos: 1 a 10
2. Dos olhos à boca: 11 a 13
3. Da boca ao pescoço: 14 a 20
4. Das clavículas ao esterno (frente): 21 a 25
5. Costas, dos ombros aos rins: 26 a 29
6. Do esterno ao umbigo: 30
7. Dos rins ao Ming Men: 31
8. Umbigo: 32 a 38
9. Do umbigo aos órgãos sexuais (frente e atrás): 39 a 47
10. Dos órgãos sexuais aos joelhos: 48 a 56
11. Dos joelhos aos pés: 57 a 74
12. Braços, dos ombros aos pulsos: 75 a 80
13. Dos pulsos às mãos: 81 a 83

Pontos para cada vento

O que segue são os pontos usados para cada vento na ordem a ser seguida. Em geral, se não houver especificação em contrário, os pontos no umbigo são pressionados com o cotovelo e os pontos correlatos na cabeça ou nos membros são pressionados com os nós dos dedos.

1. **PRIMEIRO VENTO: Vento que Ataca o Fígado, o Pericárdio e o Coração**
   35E,35D, 32E, 32D, 37D, 37E, 30, 22, 23 e 53.
2. **SEGUNDO VENTO: Vento que Ataca a Língua, a Mandíbula, os Olhos e a Cabeça**
   35E, 35D, 32E, 32D, 15, 13, 2, 3, 4, 5, 10, 8, 9 e 27.
3. **TERCEIRO VENTO: Vento que Ataca os Rins**
   35E, 33E, 33D, 35D, 38E, 32E, 32D, 38D, 36D, 36E, 8 e 53.
4. **QUARTO VENTO: Vento que Provoca Dores, Tensão, Fadiga e Incômodo em todo o Corpo e que Ataca a Veia Cava, a Aorta e o Plexo Lombar**
   32E, 32D, 40E, 41E, 48E, 48D, 41D, 40D, 21, 20, 75, 25, 77, 69, 55, 66 e 45.
5. **QUINTO VENTO: Vento que Deixa o Abdômen Rígido, Duro, Tenso e Suscetível à Dor**
   35E, 33E, 33D, 35D, 36D, 36E, 41E, 41D, 1, 43, 57 e 66.
6. **SEXTO VENTO: Vento que Provoca Cãibras**
   35E, 33E, 33D, 35D, 36D, 36E, 15, 13 e 69.

7. **SÉTIMO VENTO: Vento que Ataca o Coração, Causando Tremedeira**
35E, 33E, 33D, 35D, 38E, 38D, 36D, 36E, 13 e 74.

8. **OITAVO VENTO: Vento que Provoca Dor no Peito**
35E, 33E, 33D, 35D, 38E, 32E, 32D, 38D, 37D, 37E e 30.

9. **NONO VENTO: Vento que Provoca Cansaço nas Pernas e nos Pés**
35E, 33E, 33D, 35D, 36D, 36E, 22, 40E, 41E, 49E, 49D, 41D, 40D, 63, 66 e 55.

10. **DÉCIMO VENTO: Vento que Causa Dor, Entorpecimento e Calor**
35E, 35D, 36D, 36E, 19, 18, 17, 20, 25, 66, 67 e 74.

11. **DÉCIMO PRIMEIRO VENTO: Vento que Afeta os Nervos e Provoca Rigidez nas Costas**
35E, 33E, 33D, 35D, 38E, 32E, 32D, 38D, 37D, 37E, 30, 75, 20 e 45.

12. **DÉCIMO SEGUNDO VENTO: Vento que Provoca Excesso de Calor e de Frio**
35E, 33E, 33D, 35D, 38E, 32E, 32D, 38D, 37D, 37E, 30, 41E, 41D e 74.

APÊNDICE II

A. Os Seis Sons Cósmicos de Cura

Os Seis Sons de Cura ajudá-lo-ão a sentir as diferentes freqüências e cores geradas pelos órgãos. Pratique os Sons de Cura até ter facilidade de relacionar o som ao órgão correspondente e de sentir os atributos desse órgão.

1. Os Seis Sons Promovem a Cura

Todos já ouvimos falar de pessoas raras que possuem poderes de cura especiais. Muitos entre nós recorrem a essas pessoas. Mas quanto tempo elas podem reservar-lhe – uma hora semanal ou uma hora diária? E o restante da semana ou do dia? Uma hora por dia significa uma em vinte e quatro horas. Uma hora por semana representa uma entre 168 horas. Por isso, é muito importante que cada pessoa aprenda a purificar as suas energias negativas e a transformá-las em energia boa. A prática regular da manutenção e do tratamento de si mesmo favorece a cura continuada. Os Seis Sons de Cura são um exercício fácil para iniciar a cura. Embora simples, os sons são de grande eficácia.

Depois de habituado aos Seis Sons e quando começar a praticar Chi Nei Tsang, você precisará ensinar esses sons aos alunos. Eles podem praticar em casa, fortalecendo assim o processo de recuperação. Ensine um ou dois sons por sessão e faça uma revisão a cada novo encontro.

2. Como Produzir os Seis Sons de Cura

a. Som dos Pulmões

Órgão Correspondente: Intestino Grosso
Elemento: Metal
Estação: Outono
Cor: Branco
Emoções: Negativas – Pesar, Tristeza, Depressão
Positivas – Coragem, Justiça
Som: SSSSSSSS (língua atrás dos dentes)

1. Posição: Sente-se com as costas retas e as mãos apoiadas sobre as coxas, palmas para cima. Sorria para os pulmões. Respire profundamente e levante os braços à frente. Quando as mãos estiverem na altura dos olhos, comece a girar as palmas e a erguê-las acima da cabeça até ficarem viradas para cima, empurrando para fora. Os dedos de uma das mãos apon-

tam para os da outra. Mantenha os cotovelos arredondados para os lados; não os estique.

2. Som: Feche a boca; os dentes mal se tocam e os lábios ficam ligeiramente entreabertos. Inspire, olhando para cima, olhos bem abertos; exale lentamente, levando as palmas para cima e para fora, enquanto emite entre os dentes o som "SSSSSSSS". No início, produza o Som dos Pulmões em tom alto; no fim, faça-o num sussurro que só você consegue ouvir. Visualize e sinta o calor intenso, a energia doente, a tristeza, a amargura, a depressão e o pesar expelidos quando as membranas que envolvem os pulmões se comprimem. Exale lenta e completamente.
3. Descanse e Concentre-se: Descansar é muito importante porque nesse período você pode entrar em contato com o seu eu interior e com o seu sistema interno. Depois de exalar completamente, gire as palmas para baixo, abaixe os ombros e recoloque as mãos sobre as coxas, palmas para cima. Feche os olhos e tenha consciência dos pulmões. Sorria para eles e imagine que ainda está produzindo o Som dos Pulmões. Respire normalmente e visualize os pulmões expandindo-se com uma cor branca brilhante. Isso fortalece os pulmões e atrai a Energia Universal a eles associada. Em cada respiração, procure sentir a energia amena, fresca, substituindo a energia quente. Repita 6, 9, 12 ou 24 vezes. Pratique com mais freqüência para aliviar a tristeza, a depressão, resfriados, gripe, dores de cabeça, asma e enfisema.

b. Som dos Rins

Órgão Correspondente: Bexiga
Elemento: Água
Estação: Inverno
Cor: Preto ou Azul-escuro
Emoções: Negativa – Medo
Positiva – Delicadeza
Som: TCHIUUU* (como apagando uma vela com os lábios formando um "O").

1. Posição: Aproxime as pernas; os tornozelos e os joelhos se tocam. Volte a atenção para os rins e sorria para eles. Respire profundamente, incline-se para a frente e envolva os joelhos com os dedos de ambas as mãos. Os braços ficam esticados desde a região lombar enquanto você dobra o tronco para a frente. (Nessa posição, as costas formam uma saliência na região dos rins.) Simultaneamente, levante a cabeça, olhe diretamente para a frente e mantenha os braços esticados desde a região lombar. Sinta a coluna alongar-se.

* CHOOOOOO (no original).

2. Som: Arredonde os lábios e emita lentamente o som "TCHIUUU", como se estivesse soprando uma vela. Ao mesmo tempo, contraia o abdômen, forçando-o na direção dos rins. Imagine o excesso de calor, o medo e as energias úmidas e doentes eliminados da fáscia que os envolve.
3. Descanse e Concentre-se: Depois de exalar totalmente, sente-se reto, separe as pernas e apóie as mãos sobre as coxas, palmas para cima. Feche os olhos, respire para os rins e tenha consciência deles. Visualize um azul brilhante nos rins. Sorria para eles, imaginando que está ainda produzindo o Som dos Rins. Repita os passos acima 3, 6, 12 ou 24 vezes. Pratique com mais freqüência para aliviar o medo, o cansaço, a tontura, zumbido nos ouvidos ou dores nas costas.

c. ***Som do Fígado***

Órgão Correspondente: Vesícula Biliar
Elemento: Madeira
Estação: Primavera
Cor: Verde
Emoções: Negativa – Raiva
Positiva – Bondade
Som: SHHHHHHH (língua próxima ao palato)

1. Posição: Sente-se reto, mas sem tensões. Volte a atenção para o fígado e sorria para ele. Quando sentir que está em contato com o fígado, estenda os braços para os lados, palmas para cima. Respire profundamente enquanto ergue os braços lentamente até acima da cabeça, acompanhando o movimento com os olhos. Entrelace os dedos e vire as mãos juntas na direção do teto, palmas para cima. Endireite a base das palmas e estique os braços para fora desde os ombros. Incline-se um pouco para a esquerda, provocando um alongamento suave do fígado.
2. Som: Abra bem os olhos, pois são as aberturas do fígado. Exale lentamente o som "SHHHHHHH" de modo quase inaudível. Visualize-se expelindo, pela compressão das fáscias que envolvem o fígado, o calor excessivo e a raiva nele acumulados.
3. Descanse e Concentre-se: Depois de exalar completamente, separe as mãos, vire as palmas para baixo e leve os braços para o lado do corpo, precedidos pelas bases das palmas. Pouse as mãos sobre as coxas, palmas para cima. Sorria para o fígado. Feche os olhos, respire para o fígado e imagine que ainda está produzindo o Som do Fígado. Repita 3, 6, 12 ou 24 vezes. Pratique com mais freqüência para acalmar a raiva, aliviar olhos vermelhos ou lacrimosos, eliminar um gosto azedo ou amargo e desintoxicar o fígado.

d. Som do Coração

Órgão Correspondente: Intestino Delgado
Elemento: Fogo
Estação: Verão
Cor: Vermelho
Emoções: Negativas – Impaciência, Pressa, Arrogância, Crueldade
Positivas – Alegria, Dignidade, Sinceridade
Som: HAUUUUU* (boca bem aberta)

1. Posição: Concentre-se no coração e sorria para ele. Respire profundamente e assuma a mesma posição do Som do Fígado. Diferentemente do exercício anterior, porém, incline-se ligeiramente para a direita para provocar um alongamento suave do coração, que está logo à esquerda do centro do tórax. Concentre-se no coração e sinta a ligação da língua com ele.
2. Som: Abra a boca, arredonde os lábios e exale lentamente o som "HAUUUU", sussurrando. Visualize a membrana que envolve o coração expelir calor, impaciência, pressa, arrogância e crueldade.
3. Descanse e Concentre-se: Depois de exalar, sorria para o coração e visualize um vermelho brilhante. Repita as etapas acima de 3 a 24 vezes. Pratique mais freqüentemente para aliviar problemas de garganta inflamada, resfriados, gengivas ou língua inchadas, nervosismo, mau humor e distúrbios cardíacos.

e. Som do Baço

Órgãos Correspondentes: Pâncreas, Estômago
Elemento: Terra
Estação: Veranico
Cor: Amarelo
Emoções: Negativa – Preocupação
Positivas – Justiça, Equilíbrio e Harmonia
Som: RRRUUUU** (do fundo da garganta, gutural)

1. Posição: Ponha a atenção no baço e sorria para ele. Respire profundamente enquanto põe os dedos de ambas as mãos logo abaixo do esterno, à esquerda. Pressione com os dedos enquanto projeta a região lombar para fora.

---

* HAWWWWWW (no original).
** WHOOOOOO (no original).

2. Som: Olhe para cima e pressione com os dedos a área esquerda do plexo solar, exalando com um sussurro o som "RRRUUUU" que é mais gutural ou rouco que o Som dos Rins. Esse som nasce no fundo da garganta, não na boca, e por isso é diferente de se apagar uma vela. O Som do Baço faz vibrar as cordas vocais. Sinta essa vibração. Sinta também as preocupações sendo transformadas e substituídas pelas virtudes da justiça e da honestidade.
3. Descanse e Concentre-se: Depois de exalar completamente, feche os olhos, coloque as mãos sobre as coxas, palmas para cima, e concentre energia sorridente no baço, pâncreas e estômago. Respire para esses órgãos enquanto visualiza uma luz amarela brilhante envolvendo esses órgãos. Repita os passos acima de 3 a 24 vezes. Pratique mais freqüentemente para eliminar indigestão, náusea e diarréia.

f. Som do Triplo Aquecedor

O Triplo Aquecedor compreende os três centros de energia do corpo: A seção superior (cérebro, coração e pulmões) é quente; a seção intermediária (fígado, rins, estômago, pâncreas e baço) é morna; e a seção inferior (intestinos grosso e delgado, bexiga e órgãos sexuais) é fria. O som "iiii"* equilibra a temperatura dos três níveis, levando energia quente para o centro inferior e energia fria para os centros superiores. Especificamente, a energia quente da área do coração flui para a região sexual, mais fria, e a energia fria do baixo-ventre flui para cima, para a região do coração.

1. Posição: Deite-se de costas com os braços ao lado do corpo, palmas para cima; mantenha os olhos fechados. Inspire profundamente para as três cavidades: peito, plexo solar e baixo-ventre.
2. Exale o som "iiii", sussurrando, primeiro achatando o peito, depois o plexo solar e por fim o baixo-ventre. Imagine um grande rolo comprimindo a sua respiração enquanto ela flui da cabeça para o centro sexual.
3. Descanse e Concentre-se: Depois de exalar completamente, concentre-se sobre todo o corpo. Repita as etapas acima de 3 a 24 vezes. Pratique mais freqüentemente para aliviar a insônia e o *stress*.

3. Prática Diária para Antes de Dormir

Pratique os Seis Sons de Cura antes de preparar-se para dormir. Esses exercícios ajudarão a desacelerar o corpo, favorecerão um sono repousante e esfriarão órgãos superaquecidos. Antes de pegar no sono, dissipe as emoções negativas, substituindo-as pelas positivas, afastando assim sonhos maus e pesadelos.

* HEEEEEEE (no original).

Você pode dormir bem e entrar em contato com a Mente Universal para reabastecer-se de energia.

Se tiver problemas, dificuldades ou sentir indisposição, procure chegar a uma sensação de vazio e envie essas desordens para a Mente Universal. Acredite que essa força pode ajudá-lo. De manhã, sorria interiormente e constate a veracidade dessa afirmação por você mesmo.

As práticas dos Seis Sons de Cura e do Sorriso Interior são explicadas e ilustradas com mais detalhes no livro da Universal Tao, *Taoist Ways to Transform Stress into Vitality*.

B. Abanação e Ventilação da Energia Doente

Estes exercícios são particularmente recomendados como prática diária para o praticante de CNT para que ele possa livrar-se da energia e das emoções negativas e assim ter condições de cultivar e fazer fluir as emoções positivas.

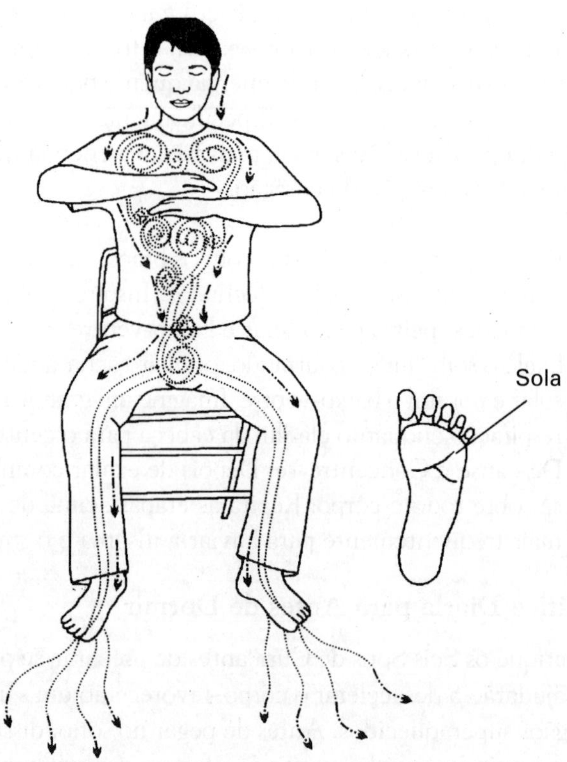

Figura 7.1 Abanação da Energia Doente e das Emoções Negativas do Coração para as Solas dos Pés.

Eles também reduzem o calor excessivo do aluno, que deve praticar regularmente em casa para receber todos os benefícios que podem oferecer.

1. Abanação

Como a tensão condensa muita energia emocional negativa e doente no peito, o coração pode facilmente ficar *comprimido*. Alguns acreditam que emoções negativas persistentes, como ódio, impaciência e arrogância, afetam diretamente o coração e são as principais causas dos ataques cardíacos. Para proteger-se, você pode ativar o coração. Este processo dirige os sentimentos negativos e a energia doente para o coração; *abanando*, você expulsa essas energias do coração e do corpo.

a. Objetivo da Abanação

Para os taoístas, as solas dos pés e os centros das palmas têm relação com o coração. Por isso, abanar a energia doente implica movimentar a energia do coração para as solas dos pés. (**Figura 7.1**) A teoria diz que quando a energia doente é abanada para as solas e daí para a Terra, as solas se unem à Mãe Terra que assimila a energia negativa e doente e a transforma em energia benéfica. Isso significa que se a energia negativa se expressa sob a forma de emoções e é "despejada" diretamente do coração, ela não será recebida pela Mãe Terra, que então não lhe dará um uso adequado. Em vez disso, essas emoções serão absorvidas por quem faz parte da vida da pessoa, uma situação que pode levá-las a adoecer.

b. Posição e Prática

Abanar é uma atividade que começa na parte superior do diafragma e na mente. Com a palma voltada para baixo, leve a mão esquerda diante do peito no nível do Centro do Coração, 3,5 a 4 cm à frente da extremidade superior do esterno. Coloque a mão direita sobre a esquerda e paralela a ela.

1. Produza o Som do Coração (HAUUUUU) e sinta o calor do coração começar a queimar, atraindo todos os sentimentos negativos.
2. Exale essa energia (usando o Som do Coração), simultaneamente abaixando ambas as mãos. Sinta as energias negativas queimar. Continue exalando a energia na direção do períneo, para a parte posterior dos dois pés, para as solas, e em seguida sinta a Mãe Terra absorvendo-a. Descanse as palmas sobre os joelhos. Olhe para as solas dos pés e sinta uma energia nebulosa, cinzenta e fria escoar-se. Descanse novamente. Descanse bastante, pois o tempo de descanso é muito importante.
3. Reinicie, elevando as mãos até o nível do coração. Pratique de 18 a 36 vezes, num total de 5 a 10 minutos. Ao eliminar a energia suja e doente,

você se sentirá vazio, mas bem-disposto. Sinta a Energia Celestial como uma luz dourada descendo, entrando pela coroa e enchendo o seu corpo.

4. Descanse um pouco. Sinta também a Energia da Mãe Terra, de cor azul, subindo pelas solas dos pés.

2. Ventilação

a. Objetivo da Ventilação

Quando emoções negativas provocam doenças nos órgãos, a ventilação é outra prática que remove a energia indesejável. Por exemplo, podemos ventilar o medo acumulado nos rins para mudar a cor da energia renal, passando-a de um azul turvo para um azul brilhante. A raiva produz nebulosidade na cor do fígado, que pode ser mudada de um verde turvo para um verde límpido e brilhante.

b. Posição e Prática

Terminada a Abanação, como indicado acima, permaneça na mesma posição sentada para começar o exercício de Ventilação. A Ventilação é aplicada para eliminar emoções doentes dos outros órgãos. Como os dedos das mãos e dos pés estão ligados a todos os órgãos e glândulas (**Figura 7.2**), a energia doente tende a ficar estagnada neles, deixando-os entorpecidos.

1. Sente-se e coloque as mãos sobre os joelhos. Mantenha os dedos das mãos um pouco afastados uns dos outros e voltados para os dedos dos pés.
2. Posicione os pés paralelamente um ao outro e aponte os dedos para cima. Tenha consciência do espaço de 5 a 8 cm que separa os dedos grandes do chão e da mesma distância que separa um do outro. Tenha consciência das pontas dos dedos grandes e também dos demais dedos.
3. Se houver energia doente afetando um órgão, consulte a Figura 7.2 para determinar os dedos dos pés ou das mãos que correspondem a esse órgão. Durante a Ventilação, reforce os dedos que correspondem ao órgão que acumula a energia doente para eliminar maior volume dessa energia. Por exemplo, se você tiver um problema de coração, concentre-se nos dedos mínimos. Sinta a energia nebulosa e cinzenta saindo por esses dedos.
4. Emita o Som do Triplo Aquecedor (iiii), dirigindo-o para o umbigo, para o períneo e para os dedos dos pés. (**Figuras 7.3 e 7.4**) Sinta a vibração desse som nas pontas dos dedos das mãos e dos pés e saindo por elas.
5. Sinta aos poucos que uma energia emocional fumosa, escura, nebulosa, fria e doente sai dos dedos das mãos e dos pés.
6. Visualize a energia tornando-se cada vez mais brilhante. Continue olhando para o ponto entre os dedos grandes e veja mais energia doente e sentimentos negativos saindo.

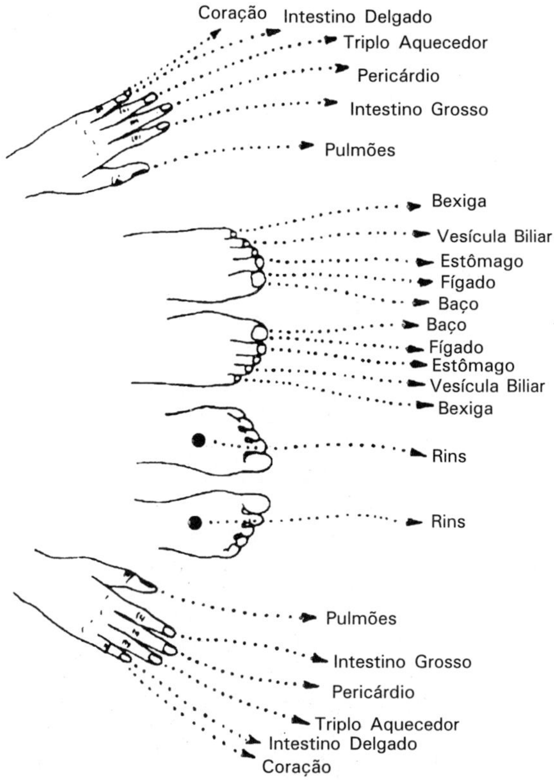

Figura 7.2 Os Dedos das Mãos e dos Pés Têm Correspondência com os Órgãos.

7. Tome consciência do fígado e veja-o assumir uma cor verde brilhante.
8. Tome consciência do baço e do pâncreas e veja-os brilhar com uma cor amarela brilhante.
9. Tome consciência dos pulmões e veja-os reluzir com uma luz branca.
10. Tome consciência do coração e veja-o abrir-se com um vermelho brilhante.
11. Tome consciência dos rins e veja-os brilhar com um azul reluzente.

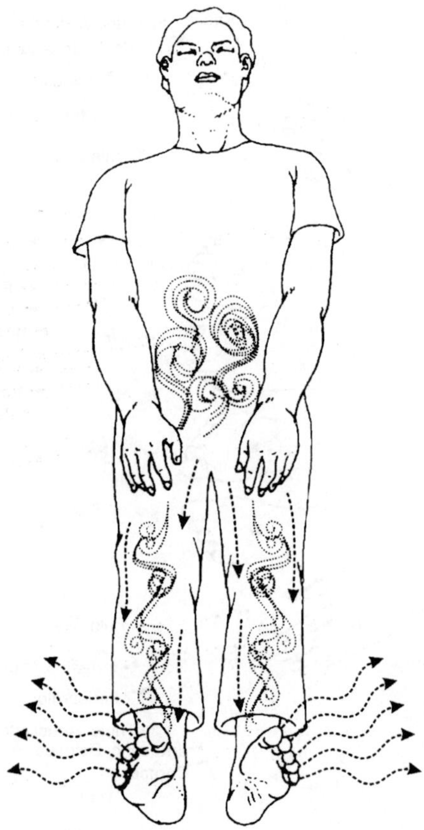

Figura 7.3 Ventilando a Energia Doente dos Órgãos para o Baixo-ventre e para os Dedos dos Pés.

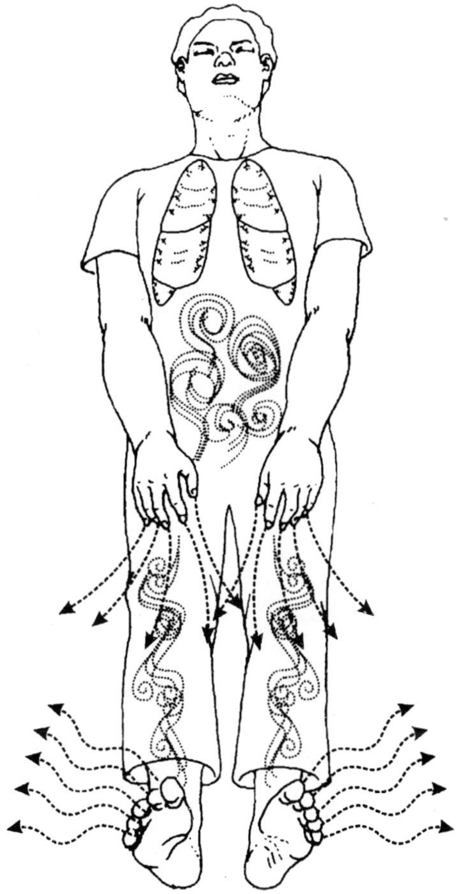

Figura 7.4. Ventilando Energia Doente do Diafragma para o Baixo-ventre.

Anexo

Para maiores informações sobre os cursos dos Universal Tao Centers, entre em contato com:

Universal Tao Instructor Associations

North American Instructors Association (NAIA)
Station P.O. Box 6314 — New York, New York 10150-6314 U.S.A.
Tel.: (1) (718) 933-3109 — Fax.: (1) (718) 965-9447
E-mail: winn.tao@worldnet.att.net. Ou taosharon@aol.com

European Instructors Association (EIA)
C/O Zentrum Waldegg
3823 Wengen, SWITZERLAND
Tel.: (41) (33) 855-4422 — Fax.: (41) (33) 855-5068
E-mail: info@waldegg.ch — website: www.waldegg.ch

Para pedir livros em inglês ou para entrar em contato com o seu Instrutor ou Praticantes locais, use nossos websites: www.universal-tao.com e www.taogarden.com

North American Fulfillment Center
140 Bonhomme Avenue, Hackensack, NJ 07601 U.S.A.
tel.: (1) (201) 343-5350 — Fax.: (1) (201) 343-8511
E-mail: kasorvik@juno.com

European/Asian/Australian Fulfillment Center
274 Moo 7, Luang Nua, Doi Saket, Chiang Mai, 50220 Thailand
Tel.: (66) (53) 495-596 e 865-034 — Fax.: (66) (53) 495-852
North American Fax.: (1) (212) 504-8116 — Europe Fax.: (31) (20) 524-1374
E-mail: universaltao@universal-tao-com ou info@tao-garden.com

No Brasil, o sistema de Mantak Chia é representado pelo:

INTERTAO

InterTao — Centro filiado ao Universal Tao Internacional no Brasil
Rua Marquês de São Vicente 124, sobreloja 230, Gávea, Rio de Janeiro, Brasil
Cep 22451-040 — Tel: (021) 3875-7500
Instrutora responsável: Ely A. de Britto
Homepage: www.healing-tao.com.br